EDITION AKTIVE GESUNDHEIT

Dr. Jim Mann

DIÄTKOCHBUCH FÜR DIABETIKER

Ein neues Ernährungsprogramm mit hohem Ballaststoffanteil

Dieses Buch entstand unter Mitarbeit der Oxford-Diätgruppe Roberta Longstaff, Elizabeth Todd, Susan Lousley, Honor Runciman und Dr. Derek Hockaday

ORAC · PIETSCH

Für alle unsere Patienten, die an der Entwicklung dieser neuen Diät Anteil haben.

ISBN 3-85368-949-3
Titelfoto: Roger Phillips
Fotos Innenteil: Rob Matheson
Kochpräsentation: Hilary Walden
Zubehör: The Reject Shop, King's Road, London; und Sally Dawson

Übersetzung aus dem Englischen: Leonie Manhardt
Satz: ABC's, Wien
Printed in Singapore

Dr. Jim Mann ist Dozent für Sozial- und Gemeinschaftsmedizin an der Universität Oxford und wissenschaftliches Ehrenmitglied der John-Radcliffe-Klinik sowie des John-Radcliffe-Spitals in Oxford. Unterstützt von zahlreichen Kollegen, begann er seine Untersuchungen für Diabetikerdiäten im Jahre 1972. Der Großteil dieser Untersuchungen vergleicht die neue, ballaststoffreiche Diät mit den altbekannten Diäten, die niedrigen Kohlenhydrat- und hohen Fettanteil haben. Der Erfolg dieser neuen Diät wird durch die jahrelange Kontrolle des Blutzuckers bei einer großen Anzahl von Patienten bestätigt.
Die Oxford Diät-Gruppe besteht aus: Dr. Jim Mann; Roberta Longstaff, Gesundheitsbehörde Oxfordshire; Elizabeth Todd, John Radcliffe-Spital; Susan Lousley, Oxfordshire Gesundheitsbehörde; Honor Runeiman, Gesundheitsbehörde Oxfordshire und Dr. Derek Hockaday, Radcliffe-Klinik und John-Radcliffe-Spital, Oxford.

Danksagung der Autoren
Wir danken allen unseren Patienten für die Teilnahme an unseren Untersuchungen, der Britischen Diabetikergesellschaft für ihre finanzielle Unterstützung, Anne Reeve und Jill Gemmell für die Niederschrift des Manuskriptes. Viele unserer Kollegen haben uns mit Ideen unterstützt und in den Untersuchungen ermutigt. Die folgenden Damen und Herren haben daran besonderen Anteil: Richard Simpson, Hugh Simpson und David Jones (wissenschaftliche Assistenten); Jane Eaton und Moira Geekie (Dipl.-Diätassistenten); Robin Carter, Richard Jelfs und Karen Barker (wissenschaftliche Laborkräfte); Elaine Cassels und Pam Slaughter (Diabetes-Schulungsschwestern).

INHALT

EINLEITUNG

Dieses Buch wurde auf Verlangen vieler unserer Patienten und Kollegen, sowohl von Ärzten als auch von Diätfachleuten geschrieben. In Diabetiker-Kliniken der ganzen Welt wird den Patienten geraten, eine genau vorgeschriebene Kohlenhydratdiät, die seit einigen hundert Jahren angewendet wird, zu befolgen. Allerdings nehmen in einigen Ländern (z. B. in Japan) Diabetiker einen ziemlich hohen Anteil an stärkehaltigen Kohlenhydraten zu sich, und in solchen Ländern ist der Diabetes zumindest genauso gut kontrolliert wie hierzulande. Allerdings treten dort auch Erkrankungen der Herzkranzgefäße weniger häufig auf.

Aber seit den zwanziger Jahren schon hat eine kleine Gruppe von Ärzten in England und Nordamerika eine Diät mit hohem stärkehaltigen Kohlenhydratanteil empfohlen. Wir haben hier in Oxford einige dieser Ideen verfolgt und eine Diät entwickelt, die wesentlich mehr stärkehaltige Kohlenhydrate und Ballaststoffe enthält, als sie derzeit im allgemeinen für Diabetiker empfohlen werden.

Unsere Untersuchungen haben bestätigt, daß bei dieser Diät, die reich an Ballaststoffen ist, der Blutzuckerspiegel niedriger als bei den herkömmlichen reduzierten Kohlenhydratdiäten ist.

Ebenso wird der Blutfettspiegel reduziert. Weiters besteht noch die Hoffnung, daß diese Verbesserung bei der täglichen Stoffwechseleinstellung helfen wird, die Gefahr von Diabetikerkomplikationen langfristig zu reduzieren.

Die offizielle Anerkennung für diese neue Diabetikerdiät kam im Jahre 1981 durch die Britische Diabetikergesellschaft, die danach ihre Diätrichtlinien revidiert hat. Die Gesellschaft empfiehlt nun eine Diät, die der in diesem Buch vorgestellten ähnlich ist.

Im 1. Teil, *Die Diät,* erläutern wir Gedanken, die hinter dieser neuen Richtung stehen, und zeigen auch genau – ob Sie nun insulinabhängig sind oder nicht –, wie Sie Ihre gegenwärtige Diät auf diese neue, gesündere Ernährungsweise umstellen können. Dazu geben wir auch einige Menüvorschläge. Im 2. Teil bieten wir Ihnen 145 ausgesuchte und erprobte Rezepte – von Imbissen über Salate zu Hauptgerichten und Nachspeisen – wobei die meisten reich an Ballaststoffen sind. Bei jedem Rezept finden Sie eine Nährwertanalyse, die es Ihnen ermöglicht, unseren Diätplan, wie er im 1. Teil beschrieben ist, leicht in die Praxis umzusetzen.

Wenn Sie im Augenblick eine kohlenhydratarme Diät verfolgen, hauptsächlich Weißbrot und aufbereitetes Getreide essen, so bedeuten die Nahrungsstoffe, die wir Ihnen empfehlen, eine grundsätzliche Umstellung Ihrer Koch- und Eßgewohnheiten. Aber nahezu jeder, der unsere ganzheitliche Diät versucht hat, hält sie für ein weitaus geschmackvolleres und köstlicheres Ernährungsprogramm, und nur ganz wenige haben jemals ihre alten Eßgewohnheiten wieder aufgenommen. Sie werden auch sehen, daß unsere ballaststoffreiche Diät nicht kostspieliger als jede andere Diät ist. Einen der wichtigsten Aspekte aber sehen wir darin, daß sie leicht für die ganze Familie verwendet werden kann, also nicht nur für den Diabetiker gilt. Es ist oft bewiesen, daß dies ein gesünderes Ernährungsprogramm ist als jenes, das gegenwärtig die meisten Menschen der Welt befolgen.

Bevor wir beginnen, jedoch ein wichtiges Wort der Vorsicht: *Dieses Buch ist kein Handbuch für eine Do-it-yourself-Diabetikerdiät.* Wir beschreiben darin wahrscheinlich eine entscheidende Veränderung Ihrer Eßgewohnheiten. Wie alle Veränderungen in Ihrer Lebensführung, sollte auch diese nicht ohne ärztliche Aufsicht durchgeführt werden.

1. TEIL

DIE DIÄT

Was ist Diabetes?

Die meisten Leser werden ziemlich viel über Diabetes wissen. Bevor wir aber zu den Einzelheiten der Diät kommen, vergewissern wir uns erst einmal, ob wir über das gleiche sprechen.

Alle Diabetesarten entstehen aus einem Mangel an Insulin. Insulin ist eines der wichtigsten Hormone des Körpers und wird durch die Bauchspeicheldrüse erzeugt. Es ist verantwortlich für die Verarbeitung des Zuckers, wenn er einmal durch den Darm vom Blutkreislauf aufgenommen ist. Darüber hinaus hat es noch verschiedene andere Aufgaben, um normale Körperfunktionen zu gewährleisten. Demzufolge erzeugt der Mangel an Insulin nicht nur eine Erhöhung des Zuckers im Blut, der dann in den Urin übergeht, sondern bewirkt Veränderungen im gesamten Stoffwechsel.

Erwachsenendiabetes

Es gibt zwei Hauptarten des Diabetes. Die am meisten verbreitete ist als Erwachsenen- oder auch Altersdiabetes bekannt, weil sie nahezu immer in mittleren Jahren auftritt. Er wird auch Diabetes mellitus bezeichnet. Menschen mit dieser Erkrankung sind meist immer ein wenig, oft aber stark übergewichtig. Sie benötigen selten Insulin, und ihre Behandlung besteht meist nur aus der Diät allein, oder auch aus der Diät kombiniert mit Tabletten. In dem Erwachsenendiabetes erzeugt wohl die Bauchspeicheldrüse Insulin, aber zuwenig. Diese Erkrankung zeigt sich durch verschiedenartige Symptome, die im Laufe von. Wochen oder Monaten auftreten können: Durstgefühl, vermehrte Urinausscheidung, Hungergefühl, Gewichtverlust, verschwommenes Sehen, farbverzerrtes Sehen, Kribbeln in den Fingern und Zehen, schlecht verheilende Wunden. Wenn sich Diabetes entwickelt, können ein oder auch mehrere Symptome gleichzeitig auftreten. Manchmal zeigen sich diese Symptome nur leicht, trotzdem aber kann der Diabetes unerwünschte Wirkungen im Körper auslösen.

Jugenddiabetes

Der auch als insulinabhängige Diabetes mellitus bezeichnete Jugenddiabetes ist weniger verbreitet. Er tritt auf, wenn die Bauchspeicheldrüse völlig unfähig ist, Insulin zu produzieren. Dies geschieht nahezu ausschließlich nur bei jungen Menschen, kann aber auch im Alter auftreten. Die Symptome sind ähnlich wie bei dem Erwachsenendiabetes, entwickeln sich aber rascher und stärker und können gelegentlich zur

Bewußtlosigkeit führen, wenn Diabetes nicht rechtzeitig erkannt und behandelt wird. Obwohl auch hier die Diät eine wichtige Rolle bei der Behandlung spielt, sind jedoch Insulininjektionen für den Erkrankten unentbehrlich.

Diabetes ist eine der verbreitetsten Erkrankungen der westlichen Welt, und für beide Arten ist die Diät eine der wichtigsten Gesichtspunkte der Behandlung. Obwohl seit der Entdeckung des Insulins in den zwanziger Jahren viele bedeutende Fortschritte bei der Behandlung von Diabetes gemacht worden sind, gibt es noch keine Heilung. Wenn Diabetes einmal diagnostiziert worden ist, so muß sich der Diabetiker für den Rest seines Lebens an eine Diät halten. Das Buch soll den Überdruß von dieser Seite des Diabetes nehmen und daraus ein genußreiches und kreatives Erlebnis machen.

Diäten für Diabetiker: Eine neue Richtung

Ist die auf den Patienten abgestimmte, kohlenhydratreduzierte Diät notwendig?

Es gibt zwei Arten von Kohlenhydraten: zucker- und stärkehaltige. Beide sind nützliche Energiequellen. Zucker, wie er hauptsächlich in Form von Sucrose (Speisezucker) in Tee, Kaffee, Kuchen und Süßigkeiten eingenommen wird, ist süß und erzeugt rasch Energie. Er ist eine nützliche Energiequelle, wenn dringender Bedarf beim Diabetiker besteht, aber im allgemeinen sollte es vermieden werden. Stärkehaltige Kohlenhydrate, die vor allem in Getreide und Gemüse enthalten sind, bieten eine bessere, länger andauernde Energiequelle, weil sie auch länger verdaut werden. Die Energiemenge, die durch Kohlenhydrate erzeugt wird – oder eigentlich jede Art von Nahrungsstoffen –, wird gewöhnlich in Kalorien (kcl) gemessen, obwohl in einigen Ländern Kilojoules (kJ) bevorzugt werden. Im Buch werden wir hauptsächlich von Kalorien sprechen, es sind jedoch auch, wenn nötig, die Kilojoule angegeben.

Von Anfang an bezogen sich die Diätvorschriften für Diabetiker auf den ausgeprägtesten Grundzug dieser Erkrankung: den Harnzucker. Wegen dieses Zuckerüberschusses wurde Diabetikern geraten, jede Art von Süßigkeiten zu streichen und alle anderen kohlenhydrathältigen Nahrungsstoffe, die durch die Verdauung in Zucker umgewandelt werden, zu reduzieren. Während der letzten zwei Jahrzehnte haben sich die Vorschriften wohl geändert, aber selbst heute sind die meisten Diabetiker auf eine kohlenhydratreduzierte Kost gesetzt. Obwohl die empfohlene stärkehaltige Kohlenhydratanzahl für Diabetiker gegenwärtig bei ca. 40% der täglichen Kalorieneinnahme liegt, nehmen viele weniger, meist nicht mehr als 30% zu sich.

Untersuchungen haben gezeigt, daß Diäten, die reich an stärkehaltigen Kohlenhydraten sind, tatsächlich den Blutzuckergehalt beim Diabetiker verbessern können und gegen Diabetes und ihre Komplikationen schützen. In den letzten acht Jahren erwies sich Dr. James W. Anderson, Lexington, Kentucky, als einer der Pioniere in der Anwendung solcher Diäten bei der Behandlung für Diabetes. Er und seine Mitarbeiter verordnen Diäten für Erwachsenendiabetes, bei welchen die stärkehaltigen Kohlenhydrate etwa 70% der täglichen Kalorienzufuhr ausmachen. Bei nahezu allen Patienten wurde eine Besserung bei der Stoffwechseleinstellung festgestellt, und in vielen Fällen konnte die Dosis der Medikamente herabgesetzt werden. Aus Dr. Andersons und anderen Untersuchungen wird deutlich, daß eine kohlenhydratarme Diät für den Diabetiker nicht notwendig ist. Die Diäten, die von ihm verordnet werden, sind hoch an Stärkegehalt und niedrig im Zucker. Die meisten Kohlenhydrate stammen von Getreide- und Gemüsesorten und enthalten auch große Mengen von Ballaststoffen. Dies führt uns zur nächsten Überlegung: Wie wichtig ist der Fasergehalt der Ernährung bei Diabetes?

Verbesserte Diabeteskontrolle durch Ballaststoffe

Die meisten Getreide, Gemüse und Früchte enthalten eine Substanz, die vom Darm nicht verdaut wird. Diese Substanz formt die Zellwand der Pflanze und sorgt für die feste Struktur. Sie ist als Fasergehalt oder Ballaststoff bekannt. Die am meisten verwendeten Nahrungsstoffe, die eine große Anzahl von Ballaststoffen enthalten, sind aus ganzkörnigen Getreidesorten, wie z. B. Vollkornbrot, Schrotzwieback, ganzkörnige Frühstücksspeisen, Haferflockenkeks, Naturreis und Vollkornteigwaren, sowie in vielen Bohnensorten, wie weißen Bohnen, Riesenbohnen, Wachtelbohnen, Pferdebohnen usw.

Es ist medizinisch allgemein anerkannt, daß ein hoher Anteil von Ballaststoffen in der Ernährung eine der besten Maßnahmen gegen Verstopfung oder viele andere Darmerkrankungen ist. Dr. Hugh Trowell war wahrscheinlich der erste, der darauf hinwies, daß Ballaststoffe eine mögliche Maßnahme gegen Diabetes sein könnten. Er hob hervor, daß zwischen 1941 und 1954 die Anzahl der an Diabetes Verstorbenen um die Hälfte gesunken war und daß dieser Abfall mit der zwangsweisen Verwendung des ballaststoffreichen „National Flour“ (Nationalmehl) zusammenfiel, das erheblich mehr Fasergehalt als weißes Mehl hatte. Auch der Zucker- und Fettkonsum stieg in England während der fünfziger Jahre höher als vor dem Krieg, die Diabetiker-Sterberate fiel weiter bis zum Jahre 1954, dem Jahr, in dem das ballaststoffreiche „National Flour“ nicht mehr ausschließlich erhältlich war. Er wies auf Grund dieser und anderer Tatsachen nach, daß ein Mangel an Ballaststoffen in der Ernährung Diabetes weit mehr fördert als Zuckerüberschuß, wie dies bisher geglaubt worden war.

Spielen nun die Ballaststoffe bei der Behandlung der Zuckerkrankheit eine Rolle? Wir konnten nachweisen, daß es so ist; und der Grund hängt mit der Kontrolle des Blutzuckers zusammen. Wenn beim Diabetiker Zucker allein verarbeitet werden muß, so ist es für ihn schwierig, mit dem daraus resultierenden Anstieg an Blutzucker fertigzuwerden.

Deshalb ist eine gute Diabeteskontrolle unmöglich, wenn die Diät große Mengen von Zucker enthält.

Wie wir gehört haben, entläßt Stärke die Energie viel langsamer als Zucker. Sie enthält Ketten von gebundenen Zuckermolekülen, die bei der Verdauung erst „gebrochen" werden müssen, bevor sie aufgenommen werden können. Das heißt, daß sie viel später in den Blutkreislauf gelangen und daß das zur Verfügung stehende Insulin viel besser damit fertigwerden kann. Das wiederum führt zu einer weitaus zufriedenstellenderen Diabeteskontrolle. Die Ballaststoffe in der Nahrung verlangsamen die Aufnahme des Zuckers sogar noch weiter. Eine Diät, die ballaststoff- und stärkereich ist, bietet also tatsächlich die besten Chancen für eine wirklich gute Diabeteskontrolle. Ballaststoffe aus Hülsenfrüchten (wie verschiedene getrocknete Bohnensorten), die verbunden mit Wasser eine klebrige Masse erzeugen, können die Diabeteskontrolle in noch größerem Maße verbessern als Ballaststoffe aus Getreide und Gemüse.

In Oxford haben wir eine Diabetiker-Diät entwickelt, in der die stärkehaltigen Kohlenhydrate etwa 50–60% der täglichen Kalorienzufuhr ausmachen. Die Kohlenhydrate stammen von Getreide, Gemüse, Bohnen und Früchten, und deshalb ist diese Diät auch reich an Ballaststoffen. Wir stellten fest, daß der Blutzuckerspiegel während des Tages bei allen Patienten, die auf diese Diät gesetzt waren, besser ist – ob nun bei Jugend- oder Erwachsenendiabetes –, solange die Kalorienanzahl nicht erhöht war.

Wir werden auf Seite 16 bis 34 erklären, wie sie dem Diätplan folgen sollen. Im 2. Teil finden Sie die Rezepte der Gerichte, die wir

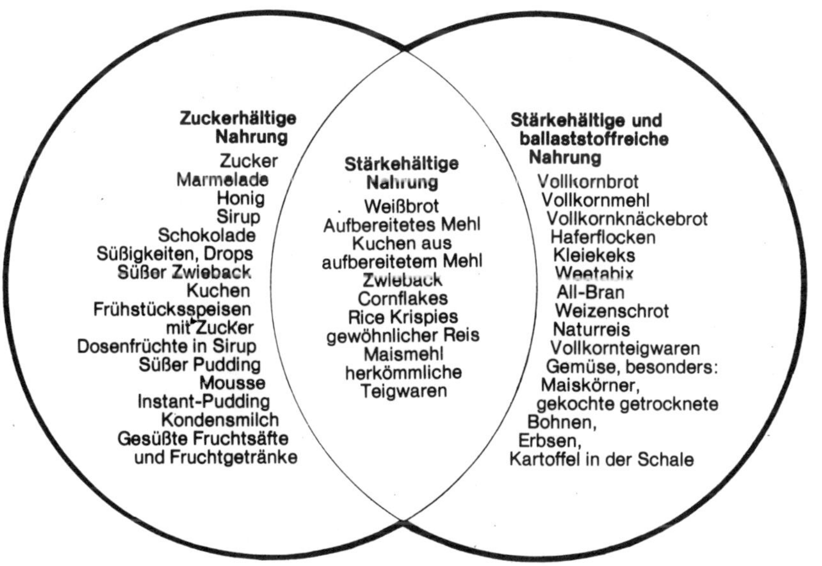
Zuckerhältige Nahrung
Zucker
Marmelade
Honig
Sirup
Schokolade
Süßigkeiten, Drops
Süßer Zwieback
Kuchen
Frühstücksspeisen mit Zucker
Dosenfrüchte in Sirup
Süßer Pudding
Mousse
Instant-Pudding
Kondensmilch
Gesüßte Fruchtsäfte und Fruchtgetränke
Stärkehältige Nahrung
Weißbrot
Aufbereitetes Mehl
Kuchen aus aufbereitetem Mehl
Zwieback
Cornflakes
Rice Krispies
gewöhnlicher Reis
Maismehl
herkömmliche Teigwaren
Stärkehältige und ballaststoffreiche Nahrung
Vollkornbrot
Vollkornmehl
Vollkornknäckebrot
Haferflocken
Kleiekeks
Weetabix
All-Bran
Weizenschrot
Naturreis
Vollkornteigwaren
Gemüse, besonders:
Maiskörner,
gekochte getrocknete Bohnen,
Erbsen,
Kartoffel in der Schale

schlecht **besser** **am besten**

unseren Diabetes-Patienten empfehlen. Obwohl einige die Mahlzeiten zuerst sehr ausgiebig fanden, haben sich alle sehr schnell daran gewöhnt, und vor allem schmeckten sie vorzüglich. Ballaststoffreiche Nahrung wird vor allem Ihren Hunger viel besser stillen als aufbereitete Nahrung. Deshalb spielt sie auch eine wichtige Rolle bei der Gewichtskontrolle.

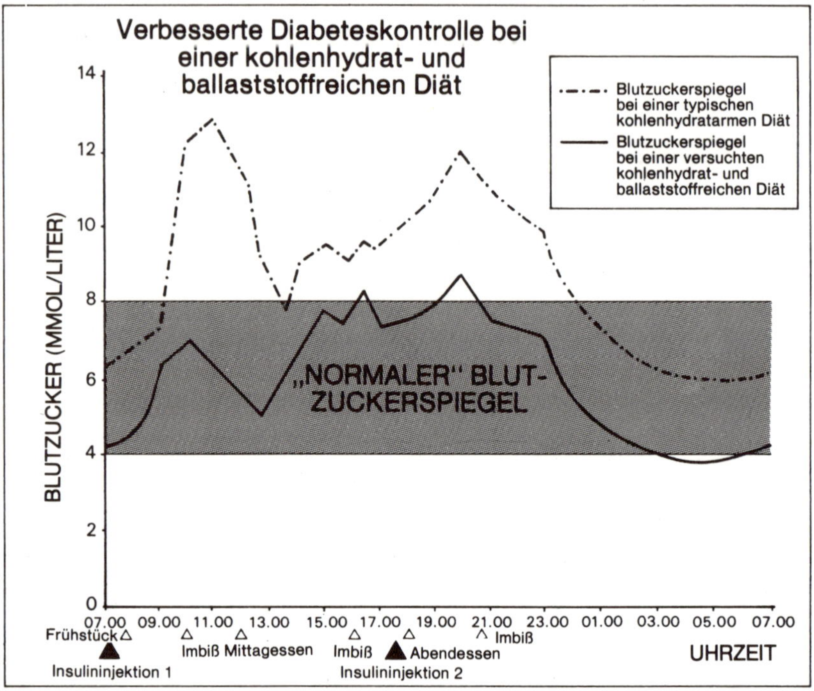

Diese Graphik verdeutlicht die aufgrund unserer Untersuchungen festgestellte Verbesserung des Blutzuckerspiegels bei einer kohlenhydrat- und ballaststoffreichen Diät. Die Werte in der dunklen Zone zeigen eine ausgezeichnete Diabeteskontrolle.

Warum müssen Diabetiker ihr Gewicht kontrollieren?

Es gibt viele Gründe, warum Zuckerkranke nicht übergewichtig sein sollten. Erstens, bezogen auf den Erwachsenendiabetes, haben wir schon vorher erwähnt, daß Insulin im Körper wohl vorhanden, aber nicht ausreichend wirksam ist. Diese sogenannte Insulinresistenz ist nahezu sicher mit Übergewicht verbunden, denn bei Reduzierung des Körpergewichtes scheint die Insulinresistenz zumindest zum Teil überwunden. Deshalb ist die Gewichtsreduzierung eine der Säulen bei der Behandlung des Erwachsenendiabetes. Aber es gibt noch andere Gründe, warum Diabetiker nicht übergewichtig sein sollten. Erhöhter

Blutdruck und erhöhte Blutfette (Cholesterin und Triglyceride) sind dafür bekannt, daß sie erhöhtes Risiko für Herzerkrankungen bedeuten. Herzerkrankungen sind bei Diabetikern weit verbreiteter als bei Nichtdiabetikern. Es ist nicht genau bekannt, warum das so ist, aber da erhöhter Blutdruck und erhöhte Blutfette bei Diabetikern häufiger auftreten, die Erreichung des Idealgewichtes aber den Blutdruck reduziert und auch die Blutfette wieder einen normalen Wert erreichen, sollten Erwachsenendiabetiker unbedingt versuchen, ihr Normalgewicht zu erreichen.

Obwohl Menschen mit Jugenddiabetes kein Insulin produzieren, hat es den Anschein, daß sogar das injizierte Insulin weniger wirksam ist, wenn sie übergewichtig sind. Aus diesem Grunde und weil insulinabhängige Diabetiker auch erhöhte Risken für Erkrankungen der Herzkranzgefäße haben, sollte jeder Versuch unternommen werden, Übergewicht zu vermeiden.

Warum nehmen Sie zu?

Ihr Körper benötigt Energie (Kalorien) aus der Nahrungsaufnahme und von Flüssigkeiten (Essen und Trinken), um drei Funktionen durchführen zu können: Erstens, jene die arbeiten, auch wenn der Körper in Ruhestellung ist (schlafen, ausruhen, atmen, das Schlagen des Herzens). Ferner jede Art physischer Aktivität, wie essen, Schreibmaschine schreiben oder spazierengehen, erfordert weitere Energie. Schließlich körperliche Anstrengungen (wie Laufen u. ä.) braucht mehr Energie als leichte körperliche Betätigung.

Ihre tägliche ideale Energiezufuhr, wenn Sie weder über- noch untergewichtig sind, sollte gleich sein der Menge der Energie, die ihr Körper in Ruhestellung und bei Betätigung verbraucht. Erreichen Sie diesen Idealzustand, sagt man, daß Sie im Energiegleichgewicht sind, d. h., daß sie weder an Gewicht zunehmen noch Gewicht verlieren. Wenn Sie jedoch mehr essen und trinken, also mehr Energie erzeugt wird, als Sie bei ihren täglichen Aktivitäten benötigen, werden Teile von Fett, Eiweiß und Kohlenhydraten in Ihrem Körper in Körperfett umgewandelt, und sie beginnen zuzunehmen.

Die einzige Lösung ist die Reduzierung der täglichen Kalorienmenge. Wir werden Ihnen auf Seite 18 zeigen, was Sie dazu tun sollten, wenn Sie nicht insulinabhängig, und auf Seite 24, wenn sie insulinabhängig sind.

Reduzieren Sie die Fettmenge

Die meisten Menschen denken bei Fett an Butter, Margarine, Öl und Schmalz und das sichtbare Fett am Fleisch. Wir vergessen oft, daß es noch eine weniger auffällige Art von Fett gibt: das sogenannte „unsichtbare" Fett, das in eiweißreichen Nahrungsstoffen wie z. B. Milch, Käse und Fleisch (sogar in magerem Fleisch – in den Muskeln, wo es vom bloßen Auge nicht wahrgenommen werden kann) vorhanden ist.

Da unsere neue Diät mehr als die durchschnittliche Menge an ballaststoffreichem Getreide und Gemüse enthält, werden Sie feststellen, daß es für die Erhaltung des Idealgewichts notwendig sein wird, die Fettmenge, die Sie normalerweise zu sich nehmen, zu reduzieren. Das ist nicht so schwierig, wie es klingt, da ballaststoffreiches Essen ausgiebig ist. Sie werden also nicht mehr soviel Fett, Fleisch und Käse wie vorher essen. Wenn Sie erst einmal den Ausgleich zwischen Ballaststoffen und Fett gefunden haben, werden Sie wahrscheinlich einen niedrigeren Blutcholesterinspiegel erhalten, was auch die Gefahr für die Herzerkrankungen herabsetzt. Zusätzlich wird Ihnen die Reduzierung der Fettzufuhr – Fett hat zweimal soviel Kalorien wie Kohlenhydrate und Eiweiß – helfen, Ihr Idealgewicht leichter zu erreichen oder zu erhalten.

Ob es günstig ist, hauptsächlich vielfach ungesättigte Fette, die den Cholesteringehalt noch weiter herabsetzen und auch noch andere theoretische Ernährungsvorteile bringen, ist nicht ganz sicher. Unserer Meinung nach ist es wahrscheinlich vorteilhaft, wenn die vielfach ungesättigten Fette in ihrer Diät etwa ein Drittel aller Fette, die Sie zu sich nehmen, ausmachen. Die reduzierte Fettmenge bringt mit sich, daß Sie weniger tierisches Eiweiß, das in Nahrungsmitteln wie Fleisch und Käse enthalten ist, zu sich nehmen. Viele Menschen glauben, daß Eiweiß ausschließlich von tierischen Quellen stammt, aber es ist wichtig, sich zu erinnern, daß viele Gemüse- und Getreidesorten ebenfalls reich an Eiweiß sind. Genügend tägliches Eiweiß ist z. B. enthalten in: ca. 5 Eßlöffel getrockneten Bohnen (gequollen und gekocht), in 4½ großen Schnitten Vollkornbrot und etwa 280 ml Magermilch; oder in einem kleinen Schollenfilet, 4 Eßlöffel Erbsen, 2½ Schnitten Vollkornbrot, einer im Rohr gebratenen Kartoffel mit Schale und 150 g Magerjoghurt. Es gibt natürlich noch viele andere Wege, um die täglich ausreichende Eiweißmenge zu sich zu nehmen, z. B. hauptsächlich mit Gemüse. Die Rezepte im 2. Teil dieses Buches werden Ihnen helfen, die Umstellung von tierischem zu pflanzlichem Eiweiß durchzuführen. Wenn Sie unserem Diätplan folgen, können Sie sicher sein, daß Ihr täglicher Eiweißbedarf gedeckt wird.

Wie benütze ich dieses Buch?

Wenn Sie Diabetiker sind, sind Sie wahrscheinlich auch daran gewohnt, Ihren Speiseplan sorgfältig zu planen und die Energie- und Nährwerte der Nahrungsstoffe, die Sie zu sich nehmen, genau zu berechnen. Deshalb wird Ihnen die Beachtung der Richtlinien dieser Diät, wie wir sie hier beschreiben, nur ganz wenige, wenn überhaupt Probleme machen. Wenn Sie noch nicht daran gewöhnt sind, wird Sie der Diätplan auf den ersten Blick vielleicht etwas einschüchtern.

Es ist so, als ob Sie zum ersten Mal Spielregeln lesen. Sie werden vielleicht nicht alles auf einmal verstehen, aber lassen Sie sich davon nicht abschrecken. Lesen Sie zuerst die Kapitel über Ihre Art des Diabetes und, wenn nötig, sogar mehrmals. Besprechen Sie dann Details oder eventuelle Fragen mit Ihrem Arzt oder Diätassistenten.

Genauso wie bei einem Spiel werden Sie finden, daß es viel einfacher ist, die Regeln in die Praxis umzusetzen, als sie es vom bloßen Lesen erwarten würden, besonders wenn Ihnen jemand mit Rat zur Seite steht.

Hier sind einige nützliche Informationen über verschiedene Kapitel in diesem Buch, und Ratschläge, wie man sie benützt.

Die Rezepte (Seite 35 bis 121)
Sie sind je nach Inhalt in Kapitel geteilt: Suppen, Salate, Brot und Bäkkerei usw. Vor jedem Rezept finden Sie die nachfolgenden Nährwerte (pro Portion): Anzahl der Kalorien (kcal)/Kilojoules (kJ), die Anzahl der Kohlenhydrateeinheiten = Broteinheiten (BE) und die Anzahl der Kohlenhydrate, Ballaststoffe, Fett und Eiweiß. Die ersten zwei Werte – Kalorien/Kilojoules und Kohlenhydrateinheiten – sind besonders wichtig, da Sie diese Werte wahrscheinlich für alle Speisen kennen müssen, die auf ihrem Speisezettel stehen. Die anderen Werte wurden hauptsächlich für den Arzt oder Diätassistenten angegeben, die aus diesen Ziffern erkennen können, ob Sie tatsächlich eine ausgewogene Diät erhalten. Wir haben diese ausführliche Analyse aber noch aus einem anderen Grund angeführt: Wenn Ihr Arzt oder Diätassistent zustimmt, daß Sie sich auf diese ballaststoffreiche Nahrung umstellen, es aber vorzieht, daß Sie seinem empfohlenen Diätplan eher als unserem folgen sollen (er oder sie kann vielleicht auch eine Mischung von beiden durchführen), können unsere Rezepte trotzdem verwendet werden. Weil wir bei jedem Gericht auch den Nährwert angegeben haben, passen sie in jedes ballaststoffreiche Diabetiker-Diätprogramm.

Wir schlagen vor, daß Sie möglichst viele dieser Rezepte in Ihren Diätplan aufnehmen, d. h. zumindest eines jeden Tag, noch besser zwei.

Anhang 1: Liste der empfohlenen Nahrungsstoffe
Dies ist eine Liste von Nahrungsstoffen, die zusammen mit den Rezepten die Basis Ihrer neuen Diät bilden sollten. Sie sind weder fett- noch zuckerreich. Zur leichteren Unterscheidung sind die ballastreichen Nahrungsstoffe fettgedruckt, und für insulinabhängige Diabetiker sind die Nahrungsstoffe die 1 BE (10 g) Kohlenhydrate enthalten, mit einem * gekennzeichnet (siehe auch das Kapitel über die Kohlenhydrateinheiten auf S. 25). Die Kalorien- und Kilojoules-Werte, die jeder Diabetiker wissen muß, sind ebenfalls angegeben.

Anhang 2: Liste der „freien“ Nahrungsstoffe
Dies sind Nahrungsstoffe mit sehr niedrigem Kaloriengehalt, die aus diesem Grunde in der Diät nach Belieben verwendet werden können. Erinnern Sie sich, wenn Sie Ihren Ernährungsplan aufstellen, an die reiche Auswahl der ballaststoffreichen Gemüsearten und Früchte dieser Liste.

Anhang 3: Liste der verbotenen Nahrungsstoffe
In dieser Liste sind Nahrungsstoffe angeführt, die wir im allgemeinen dem Diabetiker zu meiden raten. Dieser Anhang wurde aus zwei Gründen aufgenommen: erstens, damit Sie die Kalorien der Nahrung

zählen können, die Sie gegenwärtig zu sich nehmen, und zweitens, damit Sie die Kalorien, die Sie bei besonderen Gelegenheiten zu sich nehmen, zählen können, z. B. wenn Sie krank sind (siehe Seite 32) oder bei größerer körperlicher Betätigung (siehe Seite 31).

Aus dem, was wir bis jetzt gesagt haben, geht eindeutig hervor, daß wir für den Diabetiker eine kohlenhydratreduzierte Diät nicht für nötig erachten. Wir glauben, daß es nach dem Stand der heutigen Wissenschaft möglich ist, eine ganzheitliche Alternativdiät für Diabetiker zu empfehlen, die eine bessere Blutzuckerkontrolle ermöglicht und die auf lange Sicht auch die Häufigkeit der Erkrankungen der Herzkranzgefäße reduziert. Eine solche Diät ist hoch an ballaststoffreichem Getreide und Gemüse, niedrig im Fett und enthält sehr wenig Zucker. Alle Diabetiker haben sich zu vergewissern, daß sie täglich die für sie richtige Anzahl von Kalorien zu sich nehmen, entweder um das Idealgewicht zu erreichen oder es zu halten. Diese Diätrichtlinien gelten gleichermaßen für Jugend- und Erwachsenendiabetiker. Es gibt aber genügend Unterschiede bei der Planung der Diät dieser beiden Diabetesarten, so daß zwei verschiedene Kapitel darüber gerechtfertigt sind. Jugenddiabetiker können nun zur Seite 24 übergehen, während Erwachsenendiabetiker weiterlesen.

Der Oxford-Diätplan für nicht-insulinabhängige Diabetiker

Es gibt drei goldene Regeln, an die Sie sich halten sollten, wenn Sie unserem Diätplan folgen:

1. Kontrollieren Sie Ihre tägliche Kalorienzufuhr.
2. Essen Sie *mehr ballaststoffreiche Nahrung und weniger Fett und rasch aufgenommene Zucker.*
3. Essen Sie regelmäßig.

Es ist für jeden Diabetiker wichtig, den Kaloriengehalt der einzelnen Nahrungsstoffe zu kennen. Am besten sollte der Speisezettel jeden Tag ungefähr dieselbe Kalorienanzahl enthalten. Wenn Sie das richtige Körpergewicht haben, so nehmen Sie wahrscheinlich auch die richtige Kalorienanzahl zu sich, und alles, was Sie tun müssen, ist einfach die Art Ihrer Nahrung, die Sie zu sich nehmen, zu ändern, so wie wir das erklärt haben. Die Mehrzahl der Diabetiker, die kein Insulin spritzen, ist jedoch übergewichtig. Die meisten Menschen können ihren Zustand ohne Medikamente unter Kontrolle halten, vorausgesetzt, daß sie ihr Idealgewicht erreichen. Demzufolge ist die wichtigste der goldenen Regeln die Kontrolle der Kalorien. Natürlich benötigen manche trotzdem Medikamente, aber sie sind in der Minderheit und werden wahrscheinlich sogar eine geringere Dosierung benötigen, wenn sie ihr Normalgewicht erreichen können.

TABELLE 1

GEWICHTSTABELLE FÜR MÄNNER ÜBER 25
(in leichter Kleidung)

Größe cm	leichter Körperbau kg	mittlerer Körperbau kg	schwerer Körperbau kg
155	51–54	54–59	57–64
157	52–56	55–60	59–65
160	54–57	56–62	60–67
163	55–58	58–63	61–69
165	56–60	59–65	63–71
168	58–62	61–67	64–73
170	60–64	63–69	67–75
173	62–66	64–71	68–77
175	63–68	66–73	70–79
178	65–70	68–75	72–81
180	67–72	70–77	74–83
183	69–74	72–80	76–86
185	71–76	74–82	78–88
188	73–78	76–84	81–90
190	74–80	78–86	83–92

GEWICHTSTABELLE FÜR FRAUEN ÜBER 25
(in leichter Kleidung)

(für Frauen zwischen 18 und 25 pro Jahr 500 g weniger rechnen)

Größe cm	leichter Körperbau kg	mittlerer Körperbau kg	schwerer Körperbau kg
142	42–44	44–49	47–54
145	43–46	45–50	48–55
147	44–47	46–51	49–57
150	45–48	47–53	51–58
152	46–50	48–54	52–59
155	48–51	50–55	53–60
157	49–53	51–57	55–63
160	50–54	53–59	57–64
163	52–56	54–61	58–66
165	53–58	56–63	60–68
168	55–59	58–65	62–70
170	57–61	60–67	64–72
173	59–63	62–69	66–74
175	61–65	63–70	68–76
178	63–67	65–72	69–78

Jeder, der erzählt, daß es einfach ist, abzunehmen, hat wahrscheinlich nie abnehmen müssen. Ohne Zweifel ist es schwierig, doch die Vorteile, wie Sich-besser-fühlen, Verzicht auf Medikamente, besseres Aussehen, niedriger Blutzuckerspiegel und hoffentlich auch verminderte Diabetes-Komplikationen, machen die Anstrengung wieder wett. Und für jene, die nicht übergewichtig sind, ist die Diät einfacher.

Das Idealgewicht

Unsere Patienten fragen oft, ob sie übergewichtig sind. Man sagt manchmal scherzhaft, der beste Weg das herauszufinden, sei, sich auszuziehen und sich selbst im Spiegel zu betrachten. Das ist gar nicht so dumm, wie es klingt. Versuchen Sie es einmal! Das erste, was Sie tun sollten, wenn Sie eine Abmagerungsdiät beginnen, ist, ein Zielgewicht festzusetzen, auf das Sie hinarbeiten wollen. Wenn Sie zu jenen gehören, die bis zu ihrem frühen Erwachsenenalter schlank waren und dann erst begonnen haben, zuzunehmen (was ziemlich verbreitet ist), so liegt Ihr Idealgewicht in mittleren Jahren nur ein wenig höher als vorher. Wenn Sie noch nicht in mittleren Jahren sind, oder Sie erinnern sich nicht mehr an das Gewicht, das Sie als junger Mensch hatten, als Sie schlank waren, können Sie die Tabelle auf S. 17 zu Hilfe nehmen, die ein Führer für das Idealgewicht über 25jährige ist, und Sie sollten zusammen mit Ihrem Arzt oder Diätassistenten herausfinden, welches Gewicht Sie anstreben.

Wenn Sie ein leichter Diabetiker und nahe an Ihrem Idealgewicht sind oder es haben

Wenn Sie zu dieser Kategorie gehören, wird Ihr Arzt vielleicht finden, daß Sie, obwohl Sie auf Ihre Ernährung achten sollen, nicht unbedingt Kalorien zählen müssen. In Ihrem Ernährungsplan sollten Sie rasch aufgenommene Zucker meiden, Ihre Fettzufuhr vermindern und mehr ballaststoffreiches Essen zu sich nehmen. Wir empfehlen Ihnen, Tabelle 2 als Richtlinie zu benützen. Die Nahrungsstoffe in der linken Reihe können regelmäßig gegessen werden, jene der mittleren Reihe sollten Sie mit Vorsicht zu sich nehmen, und die in der rechten Reihe angeführten Speisen sollten Sie auf alle Fälle meiden. Wir empfehlen Ihnen, die Rezepte im 2. Teil so oft als möglich zu benützen, da die meisten Zutaten aus der ersten Reihe verwenden.

Wenn Sie leicht übergewichtig sind und es Ihnen nicht möglich ist, das gewünschte Gewicht zu erzielen, so haben Sie zwei Möglichkeiten: Vergewissern Sie sich, daß Sie alle Nahrungsmittel aus der rechten Reihe gestrichen haben und weniger aus der mittleren Reihe zu sich nehmen, oder beginnen Sie Kalorien zu zählen, wie wir das schon früher erklärt haben.

Wenn Sie stark übergewichtig sind: Zählen Sie die Kalorien

Um Gewicht zu verlieren, ist es notwendig, Ihre Kalorien zu zählen, erstens um Ihre gegenwärtige Anzahl festzustellen, und zweitens, um den für Ihre Gewichtsabnahme nötigen Kalorienbedarf zu errechnen. Derselbe Grundsatz gilt für jene, die gerade Diabetes entwickelt haben oder

TABELLE 2

Nahrungsstoffe regelmäßig zu essen	Nahrungsstoffe mit Vorsicht zu genießen	Nahrungsstoffe zu vermeiden
Magermilch	Mageres Fleisch	**Hoher Zuckergehalt**
	Fisch	Verschiedene
Ballaststoffe	Eier	Alkoholsorten
Vollkornbrot	Käse	(siehe Seite 34)
Vollkornzwieback	Vollmilch	Zucker/Glucose
Knäckebrot	Milchpulver	Marmelade und Honig
Vollkorn-Frühstücks-	Eiscreme	Sirup und Melasse
speisen	Joghurt	Schokolade und
z. B. All-Bran	Margarine und Butter	Süßigkeiten
Weetabix	Maismehl	Torten
Weizenschrot	Bäckerei (alle Arten)	Süße Bäckereien und
Haferschleim	Kuchen	Zwieback
Naturreis	Kekse z. B.	Gezuckerte Früh-
Vollkornteigwaren	Cremekeks	stücksspeisen
Vollkornmehl	Teebäckerei	Gesüßte Dosen-
Alle Gemüsearten,	Ungesüßte Früh-	früchte
besonders:	stücksspeisen	Desserts aus der
Erbsen, Linsen	z. B.: Cornflakes	Dose
getrocknete	Rice Krispies	oder Instantdesserts
Bohnen,	Special K	Süße Nachspeisen
Maiskörner	Teigwaren	Mousse
Kartoffel mit der	Weißer Reis	Gezuckerte Frucht-
Schale	Ungesüßte Frucht-	getränke
Früchte (mit der	säfte	Gezuckerte Getränke
Schale),	Malzmilchgetränke	
frische oder gekochte	Verschiedene	**Hoher Fettgehalt**
(ohne Zucker)	Alkoholsorten	Gebackene Speisen
	(siehe Seite 34)	Schweinefett
Zuckerfrei	Getrocknete Früchte	Sahne und Sahne-
Gemüse- und klare	Kokosnüsse	käse
Suppen	Nüsse	Gebundene Suppen
Kaffee oder Tee		und Saucen
Zuckerfreie Frucht-		Öle
säfte und		Fett auf Fleisch und
Fruchtgetränke		Geflügel
Zuckerfreier Süßstoff		Mayonnaise
		Salatcreme
		Fisch- und Fleisch-
		pasteten (im
		Handel erhältliche)
		Kondensmilch

schon seit vielen Jahren darunter leiden und die niemals ihr Idealgewicht oder eine befriedigende Kontrolle erzielt haben. Hier ist Ihre Chance! Sie sollten zuerst, wie oben beschrieben, Ihr Idealgewicht bestimmen. Und nun kommt die Aufgabe, herauszufinden, wie viele Kalorien Sie zu sich nehmen:

1. Schreiben Sie alles, was Sie an zwei typischen Wochentagen und einem typischen Samstag oder Sonntag essen und trinken, in ein Notizbuch.

2. Verwenden Sie Anhang 1 und 3, um die Gesamtkalorienanzahl (auf- oder abgerundet auf 10) nach jedem Essen oder Imbiß festzustellen und addieren Sie dann, um die Tageskalorienanzahl zu finden. Es ist einfacher, wenn Ihnen dabei eine Arzt oder Diätassistent hilft. Sie werden es besonders nützlich finden, einen Kalorienzähler zu kaufen, der eine möglichst vollständige Angabe für jedes Nahrungsmittel und jedes Getränk enthält, da einige der Speisen, die Sie essen, nicht angegeben sind.

3. Wenn Sie die Gesamtkalorienanzahl dieser drei Tage errechnet haben, zählen Sie sie einfach zusammen.

4. Dividieren Sie diese Gesamtkalorienanzahl durch drei, um die durchschnittliche tägliche Kalorienanzahl herauszufinden.

Ihre neue Diät, bei der Sie Gewicht verlieren werden, wenn Sie diese Rechenaufgabe richtig durchgeführt haben, sollte etwa ein Drittel weniger Kalorien enthalten, als sie bis jetzt zu sich genommen haben. Mit anderen Worten, wenn Sie im Augenblick etwa 2000 Kalorien täglich zu sich nehmen, sollten Sie, wenn Sie Gewicht verlieren wollen, nun 1300 Kalorien täglich aufnehmen. Wenn Sie herausfinden, daß Ihre errechnete tägliche Kalorienanzahl 1000 oder weniger ausmacht, ist es besonders wichtig, Ihren Arzt zu fragen, bevor Sie mit unserer Diät beginnen.

Einige Nahrungsstoffe, die besonders wenig Kalorien enthalten, sind in unserer Diät unbeschränkt erlaubt. Sie sind in Anhang 2 erfaßt. Für alle anderen Nahrungsstoffe sollten die Kalorien gezählt werden. Die Kalorienwerte jener Nahrungsstoffe, die Sie nun essen sollten, sind in Anhang 1 angegeben und bei jedem Rezept im 2. Teil angeführt. Viele dieser Rezepte sind nicht nur ballaststoffreich, sondern haben auch wenig Kalorien und helfen Ihnen, gleich zwei der goldenen Regeln zu erfüllen. Sie erinnern sich, daß Fett zweimal soviel Kalorien wie Kohlenhydrate und Eiweiß hat, und demnach ist der einfachste Weg, Kalorien zu reduzieren, fettes Essen zu vermeiden. Nehmen Sie die Fettrubrik in Tabelle 2 zu Hilfe, um herauszufinden, welche Speisen Sie meiden sollten. Selbst wenn Sie übergewichtig sind, raten wir Ihnen, mehr ballaststoffreiche Nahrungsmittel als gegenwärtig zu sich zu nehmen. Das heißt, wenn Sie Ihre tägliche Kalorienanzahl um ein Drittel vermindern, setzen Sie damit auch Ihren gegenwärtigen Fettverbrauch wesentlich herab.

Essen Sie mehr ballaststoffreiches Essen

Während es nicht nötig ist, die Broteinheiten und Kalorien zu zählen, ist es, um eine gute Diabeteskontrolle in Ihrer Diät zu erhalten, anderseits nötig, die Diät nahrhaft, reich an Ballaststoffen und ausbalanciert zu gestalten. Zu allererst sollten Sie rasch aufgenommene Zucker einschränken. Nehmen Sie dazu Tabelle 2 zu Hilfe. Und dann vergewissern Sie sich, daß mindestens 50% Ihrer Kalorien aus ballaststoffreichen Kohlenhydraten kommen. Wählen Sie soviel als möglich von den fettgedruckten Nahrungsmitteln der Liste im Anhang 1 und Früchte und Gemüse aus Anhang 2. Sie sollten auch die eigens zusammengestellten

Rezepte aus dem 2. Teil so oft wie möglich verwenden (vergessen Sie nicht, daß es sowohl Hauptmahlzeiten als auch Imbisse gibt); essen Sie mindestens zwei Scheiben Vollkornbrot täglich; nehmen Sie eine ausreichende Portion gekochter, getrockneter Bohnen zu sich oder ein Rezept mit Bohnen täglich oder zumindest mehrmals wöchentlich.

Essen Sie regelmäßig

Wenn Sie keine Medikamente nehmen, ist es nicht notwendig, täglich dieselbe Kalorienanzahl in der gleichen Zusammensetzung zu sich zu nehmen. Es ist aber ratsam, daß Ihr täglicher Kalorienbedarf nicht in einer Mahlzeit aufgenommen wird, sondern zumindest dreimal am Tag: zum Frühstück, zum Mittag- und zum Abendessen. Wenn Sie Tabletten nehmen, ist es wichtiger, ungefähr dieselbe Anzahl von Kalorien und Kohlenhydrate zu jeder Mahlzeit zu sich zu nehmen, um einen niedrigen Blutzuckerspiegel zu verhindern und eine hypoglykämische Reaktion zu vermeiden. Die wichtigste Überlegung jedoch ist, Ihren täglichen Kalorienbedarf, der um ein Drittel niedriger als der gegenwärtige liegen soll, nicht zu überschreiten.

Tabelle 3 zeigt, wie Sie sich bei einer gegenwärtigen Anzahl von 2000 Kalorien pro Tag auf unsere ballaststoffreiche Diät mit ein Drittel weniger Kalorien umstellen können.

Wenn Sie einmal Ihr Zielgewicht erreicht haben, müssen Sie die Kalorienanzahl feststellen, die es Ihnen ermöglicht, dieses Gewicht zu halten. Hier werden einige Versuche nötig sein und Fehler auftreten, wenn Sie allmählich Ihre tägliche Kalorienzufuhr erhöhen, bis Sie Ihr Gewicht halten können. Haben Sie es aber einmal erreicht, werden Sie auch ein neues Lebensgefühl entwickeln. Sie werden sich besser fühlen und auch besser aussehen, und Sie werden Ihre Medikation einschränken oder sogar überhaupt einstellen können. Aber halten Sie sich vor Augen, daß dies nur unter ärztlicher Aufsicht erfolgen kann.

Nur weil Ihre neue Diät sorgfältige und präzise Planung erfordert, heißt das aber noch lange nicht, daß von nun an Ihr Essen langweilig und nicht wohlschmeckend sein kann. Weit gefehlt! Die Rezepte und Nahrungsmittel sind so gewählt, daß Sie Ihnen so viel Freiheit wie möglich lassen, um einen abwechslungsreichen und interessanten Speisezettel auszuarbeiten, der auch Ihren ganz persönlichen Geschmack trifft. Auf Seite 28 geben wir einige praktische Beispiele, die bei verschiedenen Mahlzeiten den gleichen Diätvoraussetzungen folgen.

Beeinflußt Sport meine neue Diät?

Regelmäßiger Sport sollte einen Teil Ihres Lebensrhythmus ausmachen. Für die normale körperliche Betätigung, den täglichen Weg zur Arbeit

---

Folgende Seite: Bei der neuen Diät sind die Kalorien um ein Drittel und der Fettverbrauch um die Hälfte reduziert, während die stärkehaltige Kohlenhydratzufuhr erhöht wird. Rasch aufgenommener Zucker wird vermieden, die langsam aufgenommenen Kohlenhydrate aus ballaststoffreicher Nahrung erhöht, so daß der Anteil von Ballaststoffen bei der Nahrung viermal größer ist.

TABELLE 3

Beispiel eines „Alltagsessens“ einer mäßig übergewichtigen Frau vor dem Umsteigen auf unsere neue Diät

	kcal/kJ
Täglich	
380 ml Vollmilch und ca. 10 g Butter	325/1370
Frühstück	
2 Tassen Tee mit Milch und je 5 g Zucker	40/ 160
Imbiß	
50 g Weißbrot mit Butter und	
20 g Emmentaler	
Kaffee mit Milch und 5 g Zucker	215/ 910
Mittagessen	
100 g Schweinepastete	
150 g Früchtejoghurt	
Kaffee mit Milch und 5 g Zucker	540/2260
Imbiß	
1 Krapfen	
2 Tassen Tee mit Milch und je 5 g Zucker	300/1270
Abendessen	
160 g gebratene Würstchen	
1 Spiegelei	
100 g Kartoffelchips	
100 g Reispudding (Dose)	
Kaffee mit Milch und 5 g Zucker	695/2910
Imbiß	
Schokoladekeks	
Kaffee mit 5 g Zucker	150/ 630
Insgesamt	2265/9520

TABELLE 3

Typischer Tagesplan für dieselbe Frau mit der Oxford-Diät
(Kalorien sind um ein Drittel reduziert)

	kcal/kJ	Bemerkungen
Täglich Ca. 380 ml Magermilch und 10 g vielfach ungesättigte Margarine	200/ 840	**Täglich** Vollmilch wird durch Magermilch ersetzt, um den Fettverbrauch zu reduzieren. Der Fettgehalt sollte auch das Kochfett beinhalten.
Frühstück 60 g Müsli (siehe S. 108) mit Brombeeren Milch (vom täglichen Bedarf) 1 Tasse Tee/Kaffee mit Milch, kein Zucker	190/ 800	**Frühstück** Der hastig getrunkene Tee wird durch 5 Minuten Entspannung ersetzt. Ein Becher Müsli und Tee oder Kaffee als Getränk. Vergessen Sie nicht: kein Zucker, sie können aber Süßstoff verwenden.
Imbiß 1 Tasse Kaffee mit Milch, kein Zucker Haselnußzwieback (siehe Seite 98)	100/ 430	**Imbiß** Sie leiden keine Hungerqualen, da Sie ausreichend gefrühstückt haben, deshalb ist ein Stück Vollkornzwieback ausreichend.
Mittagessen 2 x 50 g Vollkornsemmeln (siehe S. 93) mit kalorienarmer Leberpastete (siehe S. 112) Tomaten- und Gurkenscheiben 100 g Banane Tee oder Kaffee mit Milch, kein Zucker	440/1840	**Mittagessen** Die fette Schweinepastete wird durch die ballaststoffreichen Vollkornsemmeln mit kalorienarmer Leberpastete ersetzt. Tomaten- und Gurkenscheiben haben Vitamine und mehr Ballaststoffe, dafür weniger Kalorien. Zuckerhältiges Früchtejoghurt wird durch eine Banane ersetzt.
Imbiß 2 Schalen Tee mit Milch, kein Zucker		**Nachmittagsimbiß** Es ist nicht nötig, nachmittags zu essen. Wenn Sie unbedingt wollen, essen Sie ein Knäkkebrot oder eine Frucht.
Abendessen Bohnen- und Gemüsekasserolle (siehe S. 63) 100 g gekochte Kartoffeln mit Schale Broccoli Spritziger Fruchtsalat (siehe Seite 101) Tee oder Kaffee mit Milch, kein Zucker	450/1870	**Abendessen** Kalorienreiches, fettes Essen wird durch die Kasserolle mit Kartoffeln ersetzt. Wählen Sie ein beliebiges Gemüse aus Anhang 2. Der süße Pudding wird durch ein kalorienarmes Dessert ersetzt.
Imbiß Michkaffee (Magermilch), kein Zucker 2 Scheiben Knäckebrot	60/ 250	**Imbiß vor dem Zubettgehen** Kaffee mit der restlichen Magermilch und 2 Stück Knäkkebrot, damit Sie bis zum Morgen durchhalten.
Insgesamt	1440/6030	

oder Fahrradfahren, brauchen Sie keine zusätzliche Nahrung, da Ihre geplante Diät Sie mit genügend Energie versorgen sollte. Wenn Sie aber eine wirklich anstrengende Sportart wählen, z. B. Squash spielen wollen, sollten Sie Ihren täglichen Bedarf anpassen. Aber auch das müßten Sie mit Ihrem Arzt oder dem Diätassistenten besprechen.

Wenn Sie übergewichtig sind und eine hohe Dosierung Antidiabetesmittel benötigen

Wenn Sie zu dieser Kategorie gehören, sollten Sie eher eine Diät wie für insulinabhängige Diabetiker wählen. Wir empfehlen Ihnen, die Ratschläge im nächsten Kapitel zu befolgen.

Alle anderen Diabetiker, die nicht insulinabhängig sind, können bei den Ernährungsratschlägen auf Seite 32 weiterlesen.

Der Oxford-Diätplan für insulinabhängige Diabetiker

So wie bei Diabetikern, die kein Insulin benötigen, gibt es drei goldene Regeln zu befolgen:

1. Kontrollieren Sie Ihre tägliche Kalorienzufuhr
2. Essen Sie *mehr* ballaststoffreiche Nahrung und *weniger* Fett. Vermeiden Sie rasch aufgenommenen Zucker gänzlich.
3. Essen Sie regelmäßig: 3 Hauptmahlzeiten und bis zu 3 Imbisse täglich.

Diese letzte Regel ist für Sie besonders wichtig und wird später noch im einzelnen erläutert.

Sie haben gerade erfahren, daß Sie Diabetiker sind

Wenn der Diabetes bei Ihnen gerade erst festgestellt worden ist, werden Sie wahrscheinlich ins Spital eingeliefert, wo Sie auf Ihre Diät eingestellt werden. Heute ist es jedoch auch üblich, sogar wenn Sie insulinabhängig sind, die Behandlung zu Hause zu beginnen, und soweit es den Ernährungsplan betrifft, gibt es keine Probleme, vorausgesetzt, daß Ihr Arzt oder ein Diätassistent Ihnen dabei helfen.

Kontrollieren Sie die Kalorien

Zuerst ist es wichtig, die Kalorien, die Sie gegenwärtig täglich zu sich nehmen, zu zählen. Wir schlagen vor, *alles* niederzuschreiben, was Sie an zwei typischen Wochentagen und einem typischen Samstag oder Sonntag essen und trinken. Dann notieren Sie mit Hilfe Ihres Arztes oder Diätassistenten und unter Heranziehung von Anhang 1 und Anhang 3 die Kalorienwerte jeder Speise und jedes Getränkes Ihrer Liste (aufgerundet auf 10). Da nicht alle Nahrungsmittel im Anhang enthalten sind, sollten Sie vielleicht einen Kalorienzähler, der im Buchhandel erhältlich ist und nahezu jedes Nahrungsmittel und Getränk angibt, benützen. Addieren Sie die Werte für jeden Tag, und dividieren Sie dann die Summe durch drei. So erhalten Sie die durchschnittliche Kalorienanzahl. Wenn Sie nicht übergewichtig sind (siehe dazu Seite 17), sollte Ihre neue ganzheitliche Diabetikerdiät täglich ungefähr dieselbe Kalorienanzahl wie gegenwärtig enthalten. Sind Sie einer der wenigen Jugenddiabetiker, die übergewichtig sind, so sollten Sie versuchen, Ihr Idealgewicht (siehe Seite 18) zu erreichen, indem Sie Ihre tägliche Kalorienanzahl um ein Drittel reduzieren. Das heißt, wenn Ihre durchschnittliche Kalorienanzahl nun 2000 beträgt, sollten Sie, wenn Sie Gewicht verlieren wollen, nur mehr 1300 Kalorien täglich zu sich nehmen. Auf Seite 22 finden Sie ein Beispiel einer übergewichtigen Person mit täglich 2000 Kalorien, die ihren täglichen Kalorienbedarf auf ungefähr 1300 herabgesetzt hat. Dieser Plan ist für Sie nur insofern nützlich, als er Ihnen zeigt, wie Sie Ihre Kalorienzufuhr reduzieren können. Denn, wie wir in unseren Erläuterungen zu erklären versuchen, müssen für insulinabhängige Diabetiker bei einem Diätwechsel noch weitere Überlegungen in Betracht gezogen werden. Da ein Wechsel in Ihrer Ernährung auch eine Änderung Ihres täglichen Bedarfs an Insulin mit sich bringt, darf Ihre Gewichtsabnahme ausschließlich nur unter ärztlicher Kontrolle erfolgen.

Wenn Sie Ihr Idealgewicht erreicht haben, können Sie – wieder unter ärztlicher Kontrolle – langsam Ihre tägliche Kalorienanzahl erhöhen, bis Sie Ihr Gewicht halten können.

Essen Sie ballaststoffreiche Kohlenhydrate!

Wenn Sie einmal Ihre Kalorienanzahl festgesetzt haben, arbeiten Sie ein Beispiel eines täglichen Menüplanes aus, in dem Sie Anhang 1 und 2 und die Rezepte aus dem 2. Teil zur Hand nehmen. Wir zeigen Ihnen später ein Beispiel, doch hier lassen Sie uns nun die allgemeinen Richtlinien erwähnen. Erstens und am allerwichtigsten: streichen Sie alle zuckerhältigen Speisen (siehe Tabelle 2, Seite 19). Dann, weil wir empfehlen, daß Sie etwa 50 Prozent oder mehr an Kalorien bei jeder Mahlzeit oder Imbiß als ballaststoffreiche Kohlenhydrate zu sich nehmen, finden Sie die Minimumanzahl der Kohlenhydrate aufgrund Ihrer Ka-

TABELLE 4

Tägliche Kalorienzufuhr	Minimumanzahl der Kohlenhydrateinheiten, um etwa 50% der Kalorien aus Kohlenhydraten zu erzielen
3.000 (12.600 kJ)	35
2.700 (11.340 kJ)	33
2.500 (10.500 kJ)	31
2.200 (9.240 kJ)	27
2.000 (8.400 kJ)	25
1.700 (7.140 kJ)	21
1.500 (6.300 kJ)	18
1.200 (5.040 kJ)	15
1.000 (4.200 kJ)	12

lorienzufuhr, die Sie essen sollten. Die untenstehende Tabelle 4 hilft Ihnen dabei. Finden Sie zuerst die Kalorienanzahl, die Ihrer eigenen am nächsten ist, und ersehen Sie dann in derselben Reihe die Kohlenhydrateinheiten, die Sie am Tag benötigen. (1 Kohlenhydrateinheit/Broteinheit = 10 g Kohlenhydrate). Wählen Sie nun Ihre Kohlenhydrateinheiten aus Anhang 1 und den Rezepten aus dem 2. Teil. In Anhang 1 sind die kohlenhydratreichen Nahrungsmittel mit einem Stern gekennzeichnet. Die angegebene Menge entspricht 1 Kohlenhydrateinheit; die ungefähre Kalorienanzahl jedes Nahrungsstoffes ist ebenfalls angegeben. Im 2. Teil enthält jedes Rezept die Anzahl der Kohlenhydrat-(Brot-)einheiten und die Kalorienanzahl. Wenn Sie einmal Ihre Kohlenhydrateinheiten gewählt haben, können alle Kalorien, die übrig bleiben, auf andere Nahrungsmittel „verschwendet" werden.

Um sicherzugehen, daß die Kohlenhydrate, die Sie zu sich nehmen, ballaststoffreich sind, wählen Sie aus Anhang 1 die ballaststoffreichen Nahrungsmittel, die *fett* gedruckt sind. Essen Sie reichlich Gemüse und Früchte aus Anhang 2, und verwenden Sie die Rezepte im 2. Teil so oft als möglich. Es sind sowohl Hauptmahlzeiten als auch Imbisse angegeben. Wenn Sie Ihre Mahlzeiten zusammenstellen, wählen Sie mehr Bohnen, Vollkornbrot und Vollkorngetreidesorten, als Sie es früher getan haben. Damit Sie das erreichen und doch Ihre tägliche Kalorienzufuhr einhalten können, werden Sie das Fett bedeutend reduzieren müssen (siehe die Liste der fettreichen Nahrungsmittel auf Seite 19). Essen Sie kleine Portionen der eiweißhältigen Nahrung (tierisches Eiweiß und Molkereiprodukte, d. h. Fleisch und Käse), da fast alle einen hohen Fettgehalt haben.

Ihr Ernährungsplan kann folgendermaßen zusammengefaßt werden:

1. Wählen Sie Ihre tägliche Kalorienanzahl.
2. Streichen Sie zuckerhältige Speisen.
3. Verwenden Sie Tabelle 4 auf der vorangegangenen Seite, um festzustellen, wie viele Kohlenhydrateinheiten Sie benötigen.
4. „Verschwenden" Sie Ihre Kohlenhydrateinheiten und Kalorien auf die Rezepte und die Speisen in Anhang 1, um ballaststoffreichere Nahrung zu sich zu nehmen.

		BE	kcal	kJ
Täglich	380 ml Magermilch für Kaffee/Tee und Vollkörner	2	130	540
	15 g Margarine		110	460
Frühstück	1 Zwieback (Weizenschrot)	2	80	340
	50 g Vollkornbrot (1 mittelgroße Scheibe)	2	110	450
	Margarine und Milch aus dem täglichen Bedarf			
	Hefeextrakt (wenn erwünscht)			
	Tee oder Kaffee			
Vormittags-imbiß	Kaffee oder Tee			
	15 g Haferflockenkuchen	1	60	280

Mittagessen	Vollkornspaghetti und Tomatensauce (siehe Seite 114)	6	340	1430
	Eine große Portion gemischter Salat			
	Magerjoghurt mit einem geraspelten Apfel oder einer Frucht nach Saison	2	120	500
Nachmittags-imbiß	Kaffee oder Tee			
	2 x 15 g Vollkornknäckebrot	1	60	250
	mit 60 g Bohnenaufstrich (siehe S. 108)		40	140
Abendessen	Knusprige Fischpastete (siehe S. 74)	4	360	1510
	100 g Kartoffeln mit Schale	2	90	360
	Kasserolle aus Erbsen und gewürfelten Möhren, mit frischem Schnittlauch bestreut			
	Türkisches Aprikosen-Orangen-Dessert (siehe S. 100)	2	100	410
Nachtimbiß	Milchkaffee mit dem Rest der täglichen Milchration			
	2 süßwürzige Vollkornkeks (siehe S. 97)	1	80	360
	Insgesamt		1680	7030

5. Schränken Sie die fetthaltige Nahrung ein.

6. Nehmen Sie 3 Mahlzeiten und bis 3 Imbisse täglich zu sich, alle davon sollten stärkehältige, ballaststoffreiche Kohlenhydrate enthalten.

7. Erinnern Sie sich, daß die in Anhang 2 angeführten Nahrungsmittel sehr wenig Kalorien enthalten und freizügig erlaubt sind. Auch Gemüse und Früchte sind reich an Ballaststoffen.

Schauen wir uns jetzt ein Beispiel an: Sagen wir, 1700 Kalorien sind für Sie richtig. Tabelle 4 wird Ihnen zeigen, daß Sie ein Minimum an 21 Kohlenhydrateinheiten wählen müssen (mehr, wenn Sie können, ohne zu viele Kalorien zu sich zu nehmen). Sie sehen dann im Rezeptteil und im Anhang 1 nach und wählen Ihre 21 Kohlenhydrateinheiten und die zusätzlichen Kalorien für den Tag. Die in Anhang 2 angegebenen Nahrungsmittel können nach Belieben gegessen werden. Wenn wir nun die oben angeführten Punkte beachten, so wird unsere Wahl vielleicht folgendermaßen ausfallen:

In dieser Zusammenstellung ergeben sich 25 Kohlenhydrateinheiten, die über dem Minimum von 21 liegen, wobei die erwünschte Kalorienanzahl von 1700 beinahe erreicht wird (versuchen Sie in Ihrer Kalkulation bei der täglichen Zusammenstellung innerhalb einer Grenze von 100 Kalorien plus oder minus zu liegen).

Essen Sie regelmäßig!

Ihr Arzt sollte Ihre Insulineinstellung aufgrund Ihres Diabetes und des gewählten Menüplans durchführen können, obwohl Sie vielleicht geringfügige Anpassungen machen müssen. Es ist von allergrößter Wichtigkeit, daß Sie eine Speisenauswahl treffen, die Ihnen persönlich zusagt. Denn nun kommt der schwierigste Punkt: Wenn Sie insulinabhängig sind, ist es wichtig, daß sie mehr oder weniger dieselbe Anzahl von Kohlenhydrateinheiten und Kalorien täglich bei jedem Imbiß und jeder Mahlzeit zu sich nehmen, außer wenn Sie krank oder körperlich überanstrengt sind (siehe Seite 32).

Wenn wir nun von obigem Beispiel ausgehen, so sollten Sie ca. 250 Kalorien und 4 Kohlenhydrateinheiten täglich zum Frühstück, etwa 60 Kalorien und eine Kohlenhydrateinheit als Vormittagsimbiß usw. zu sich nehmen. Die Mahlzeiten sollten auch immer zur selben Zeit eingenommen werden. Wenn Sie diesen Rat nicht befolgen, werden Sie wohl niemals einen zufriedenstellenden Blutzuckerspiegel erreichen.

Wenn Sie sich auch an eine strikte Zeiteinteilung halten sollten, so heißt das noch lange nicht, daß Ihr Essen im Hinblick auf die Quantität und Qualität nicht abwechslungsreich und geschmackvoll sein kann. Ganz im Gegenteil. Denn die Idee der Rezepte und der Nahrungsstoffe in Anhang 1 besteht darin, daß Sie Ihre Auswahl an täglichem Kalorienbedarf und ballaststoffreichen Kohlenhydrateinheiten außergewöhnlich abwechslungsreich und appetitanregend gestalten können und darüber hinaus noch nach Belieben Nahrungsstoffe aus Anhang 2 wählen dürfen. Damit Sie sehen, wie wir das meinen, betrachten Sie nochmals die Abendmahlzeit unseres Beispiels, das wir Ihnen soeben gegeben haben. Anstelle der 8 Kohlenhydrateinheiten und 550 Kalorien, die Sie mit der knusprigen Fischpastete, dem Kartoffel in der Schale, der Kasserolle aus Erbsen und gewürfelten Möhren mit Schnittlauch und dem türkischen Aprikosen-Orangen-Dessert zu sich genommen haben, hätten Sie auch eine der folgenden Speisen wählen können:

	Kohlenhydrateinheiten	kcal/kJ
Abendessen		
Holländischer Eintopf (siehe Seite 64)	6	340/1430
Knusprig gekochtes Frühlingsgemüse		
Apfel-Haferflocken-Auflauf (siehe Seite 105)	2	150/ 640
mit 6 g Schlagsahneersatz II (siehe Seite 106)		40/ 170
Insgesamt	8	530/2240
oder		
Abendessen		
Reis- und Estragonsuppe (siehe Seite 39)	1	30/ 110
1 kleine Scheibe (25 g) getoastetes Vollkornbrot (siehe Seite 94)	1	55/ 230
Spanischer Kartoffelsalat (siehe Seite 45)	4	240/1010
2 Eßlöffel gekochte rote Bohnen	1	50/ 210
Saftiger Dessertapfel	1	50/ 210
mit 1 Scheibe (30 g) Edamerkäse		90/ 380
Insgesamt	8	515/2150

Natürlich sind Sie nicht nur auf diese Speisen, die wir hier angegeben haben, beschränkt. Die Auswahl bei den Rezepten und im Anhang ist groß genug, um auch den verwöhntesten Gaumen zufriedenzustellen.

Wenn Sie schon längere Zeit Diabetes haben

Wenn Sie nicht übergewichtig sind, sollte die neue Diät dieselbe Kalorienmenge wie gegenwärtig haben. Sind Sie jedoch übergewichtig, so müßte Ihr neuer Diätplan ein Drittel weniger Kalorien enthalten (siehe dazu Seite 18). Ihre Insulineinstellung sollte dann durch Ihren Arzt entsprechend geändert werden.

Wollen Sie auf unsere gehaltvollere Diät übergehen, wird Ihnen das nicht schwerfallen, da Sie wahrscheinlich bereits 3 Mahlzeiten und 2 oder 3 Imbisse täglich mit der entsprechenden Kalorienanzahl, die auf Ihre gegenwärtige Insulineinstellung abgestimmt ist, zu sich nehmen. Notieren Sie alles, was Sie an einem typischen Tag essen und trinken, und berechnen Sie mit Ihrem Arzt oder Diätassistenten die Anzahl der Kalorien für jeden Imbiß und jede Mahlzeit. Benützen Sie dazu die Kalorienangaben in Anhang 1 und 3. Ihre neue Diät sollte bei jeder Mahlzeit die gleiche Anzahl Kalorien haben, grundsätzlich jedoch höher an ballaststoffreichen Kohlenhydraten sein, aber weniger Fett und weniger Zucker enthalten. Um mindestens 50 Prozent der täglichen Kalorien aus den ballaststoffreichen Kohlenhydraten zu erzielen, verwenden Sie die Tabelle auf Seite 25, damit Sie sehen, wie viele Kohlenhydrateinheiten Sie für Ihre persönlich abgestimmte Kalorienanzahl benötigen. Verwenden Sie diese dann für ballaststoffreiche Nahrungsmittel in Anhang 1 (fett gedruckt), freizügig für Gemüse und Früchte aus Anhang 2 und versuchen so viele Rezepte wie möglich.

Jede Mahlzeit und jeder Imbiß sollte täglich dieselbe Anzahl von Kohlenhydrateinheiten und Kalorien enthalten, außer Ihre Insulineinstellung ist entsprechend angepaßt worden. Wir haben dies schon vorher bei den neudiagnostizierten Diabetikern besprochen. Wahrscheinlich wird Ihnen auch alles schon bekannt sein, denn der einzig wirklich neue Gesichtspunkt dieser Diät ist die Steigerung der ballaststoffreichen Kohlenhydrate und die Fettreduzierung.

Insulin, Nahrungsmittel und regelmäßige Mahlzeiten

Es ist für jeden vernünftig, die Mahlzeiten regelmäßig einzunehmen. Diese Regel aber gilt vor allem für den insulinabhängigen Diabetiker. Funktioniert die Bauchspeicheldrüse normal, so wird Insulin als Antwort auf die Nahrungsaufnahme produziert. Beim Jugenddiabetiker aber ist der Körper zur Zeit der Nahrungsaufnahme von Insulininjektionen abhängig. Die älteste Insulinart war lösliches und rasch wirksames Insulin, das vor jeder Mahlzeit gegeben wurde, einfach um den Bedarf für das Essen zu decken. So gut dies auch funktionierte, so erforderte es doch zwei oder oft auch drei Injektionen täglich. Mit der heutigen Form des Insulins aber ist es möglich, viele Diabetiker mit

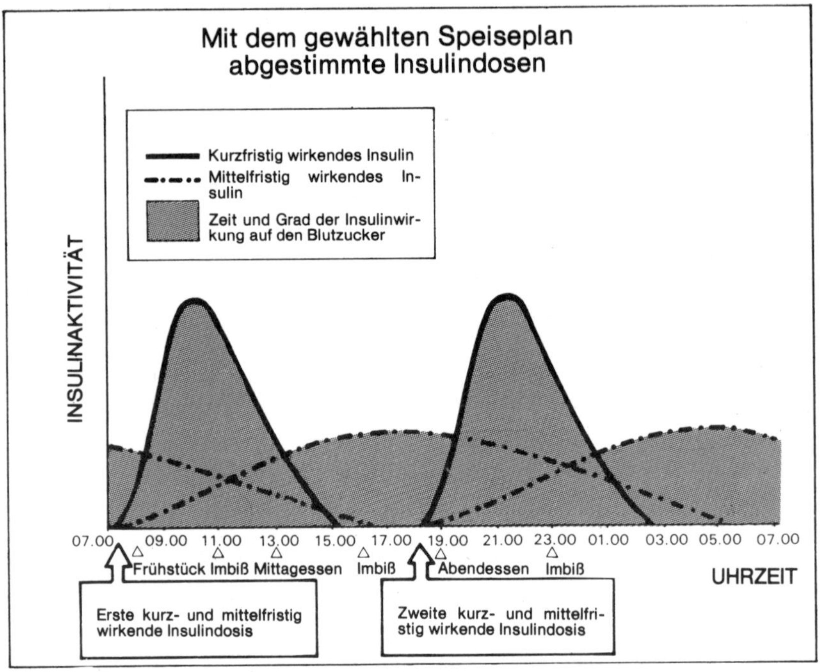

Diese Insulineinstellung würde für jemand geeignet sein, der ein ausgiebiges Frühstück und Abendessen bei einem kleinen Mittagessen bevorzugt. Die Spitzenzeiten der Insulinaktivität sind dem Blutzuckerspiegel nach größeren Mahlzeiten angepaßt.

einer Injektion (die wahrscheinlich aus einer Mischung von einer oder mehreren Arten von Insulin besteht) oder zwei Injektionen täglich, die gewöhnlich eine halbe Stunde vor den Mahlzeiten verabreicht werden, gut zu kontrollieren. Es ist weder zweckmäßig noch wünschenswert, die Insulineinstellung jeden Tag zu ändern. Wenn einmal die richtige Einstellung erfolgt ist, gibt es zu gewissen Tageszeiten Höhepunkte der Insulinaktivität. Diese sind die Zeiten, wenn beim Essen die meisten Kohlenhydrate aufgenommen werden. Wird diese Regel nicht beachtet, ist es unmöglich, eine gute Diabeteskontrolle zu erzielen. Hypolglykämische Schocks (niedriger Blutzucker) treten auf, wenn kein oder nicht genügend Essen zu den Höhepunkten der Insulintätigkeit aufgenommen wurde, und der Blutzuckerspiegel steigt unerwünschtermaßen, wenn zu Zeiten gegessen wird, wo nicht genügend Insulin vorhanden ist.

Einige Diabetiker sind im Augenblick jedoch noch unnötigerweise benachteiligt. Manchmal geschieht es, daß der Arzt die Anzahl und Menge der Mahlzeiten der von ihm verschriebenen Insulindosierung anpaßt, und wenn einmal dieser Essensrhythmus eingesetzt hat, muß er auch weitergeführt werden, bis die Insulineinstellung verändert wird. Nachfolgendes Diagramm zeigt die Zeiten, zu welchen die Insulineinstellung wirksam wird, z. B. bei einer zweimaligen Insulinverordnung pro Tag mit einer Mischung von kurz- und mittelwirksamem Insulin.

Es ist zu sehen, daß es bei dieser Einstellung notwendig ist, ein ziemlich ausreichendes Frühstück zu essen, sonst sinkt in der Mitte des Vormittags der Blutzuckerspiegel und löst einen hypoglykämischen Schock aus. Es gibt einige Menschen, die aber lieber nur ein kleines Frühstück nehmen und später mehr essen wollen. Ich sehe keinen Grund, warum Ihre Insulineinstellung nicht danach angepaßt werden könnte, so daß Sie nur eine ganz geringe Dosierung kurz wirksamen Insulins am Morgen erhalten, oder überhaupt keines, besser als die verschriebene Menge für ein durchschnittliches Frühstück.

Der Wechsel von einer niedrigen Kohlenhydratdiät zu unserer stärkereichen Kohlenhydrat-Ballaststoff-Diät wird wahrscheinlich eine geringfügige Reduzierung des Insulins erfordern. Das müßten Sie mit Ihrem Arzt besprechen. Der Vorteil jedoch bei unserer Diät liegt nicht so sehr in der Reduzierung des Insulins als in der Verbesserung der Blutzuckerkontrolle, die daraus resultiert.

Zusammenfassend ist also zu sagen, daß es bis zu einem bestimmten Ausmaß möglich ist, die Insulindosierung mit Ihren persönlichen Eßgewohnheiten abzustimmen, und das sollten Sie mit Ihrem Arzt besprechen. Natürlich wird es, um die bestmögliche Kontrolle zu erzielen, nötig sein, die Kohlenhydrateinheiten ein wenig neu zu verteilen, aber Diabetiker werden öfters gebeten, das zu tun. Wir finden es jedoch von äußerster Wichtigkeit für Sie, Eßgewohnheiten zu entwickeln, die Ihnen persönlich angenehm sind, weil es für Sie vor allem wichtig ist, sie auch regelmäßig einzuhalten, wenn sie einmal festgesetzt worden sind.

Schichtarbeit

Für den insulinabhängigen Diabetiker stellt Schichtarbeit oft ein Problem dar. Für jemand, der regelmäßig Nachtschichten hat, wird das nicht allzu problematisch sein, da einfach das Muster von Insulineinnahme und Mahlzeiten mit einigen Veränderungen für die freien Tage umgedreht werden kann. Wenn die Schichten jedoch von Tag zu Tag oder sogar von Woche zu Woche wechseln, wird es schwierig sein, eine gute Diabeteskontrolle zu erreichen. In diesem Fall ist es besonders wichtig, mit dem Arzt zusammenzuarbeiten, um eine günstige Einteilung der Mahlzeiten und Insulindosierung zu finden.

Besondere Umstände, wenn Sie Ihre Diät ändern sollten

Sport. Regelmäßige körperliche Betätigung sollte zu Ihrem normalen Tagesablauf gehören. Aber erinnern Sie sich daran, je mehr Betätigung, desto mehr Energie in Form von Kalorien, sprich Essen, werden Sie benötigen. Für normale tägliche Betätigung, wie zur Arbeit gehen oder Fahrrad fahren, sollten Sie keine zusätzliche Nahrung benötigen, da Ihr gewählter Ernährungsplan Sie mit der nötigen Energie versorgen sollte. Wenn Sie aber mehr als Ihre normale körperliche Betätigung durchführen wollen, werden Sie auch mehr Kohlenhydrate benötigen, da Sie mehr Blutzucker verbrauchen.

Für kurzdauernde körperliche Anstrengung, wie beim Sport – z. B. wenn Sie laufen, schwimmen oder rudern –, benötigt Ihr Körper rasch zusätzliche Energien. Deshalb brauchen Sie Schokolade oder süße Limonade. Bei dieser körperlichen Überanstrengung benötigen Sie diese Nahrung nicht nur vor der Aktivität, wahrscheinlich werden Sie sie auch danach benötigen.

Für eine länger dauernde, aber weniger anstrengende Betätigung, wie z. B. wandern, sollten Sie zusätzliche Kohlenhydrate in Form von Stärke zu sich nehmen.

Die Menge der zusätzlichen Kohlenhydrate für die einzelnen Tätigkeiten variiert von Mensch zu Mensch. Anfangs empfehlen wir etwa 2–3 Kohlenhydrateinheiten vor der Betätigung. Beobachten Sie dann die Wirkung. Vielleicht finden Sie, daß Sie nachher mehr essen müssen oder, wenn Sie in einem schnellen Team spielen, sogar währenddessen. Hier finden Sie einige Imbißvorschläge mit etwa je 2 Kohlenhydrateinheiten.

Imbißvorschläge für anstrengende körperliche Betätigung:
1 Riegel Mars oder Milky Way (kleinste Größe)
4 Stück Schokolade oder 3 Rahmbonbons
1 schokoladeüberzogenes Keks
1 Glas Coca-Cola oder andere süße Limonade
2 kleine Riegel Speiseeis

Imbißvorschläge für länger andauernde körperliche Betätigung:
2 Stück trockener Zwieback
1 große Scheibe Vollkornbrot mit kalorienarmem Aufstrich
1 Schale Vollkornmüsli mit Magermilch
1 kleine Banane und 150 g Joghurt
1 saurer Apfel und 40 g Nüsse oder Rosinen

Wenn Sie krank sind

Bei Grippe oder anderen Erkältungskrankheiten ist es notwendig, Ihr Insulin mit Essen auszugleichen. Auch wenn Sie keinen Appetit haben oder Übelkeit empfinden, müssen Sie trotzdem *zumindest* Ihre normale tägliche Insulindosierung nehmen. Tatsächlich benötigen Sie häufig mehr Insulin, wenn Sie sich nicht wohl fühlen, sogar wenn Sie weniger essen. Vielleicht können Sie keine feste Nahrung zu sich nehmen und müssen deshalb Ihre neue Diät außer acht lassen und süße Flüssigkeiten zu sich nehmen, um die notwendigen Kalorien und Kohlenhydrate zu erhalten. Gerade wenn Sie krank sind, ist es wichtig, die ununterbrochene Zuckerzufuhr für den Körper sicherzustellen, um einer Hypoglykämie (niedrigem Blutzucker) vorzubeugen. Es ist aber nicht notwendig, die vorgeschriebene Anzahl der Kohlenhydrate zu einer bestimmten Tageszeit zu nehmen. Wenn Sie sich schlecht fühlen, werden ein paar Schluck süßer Limonade alle fünfzehn bis zwanzig Minuten genügen, um den Blutzuckerspiegel zu gewährleisten. Hier sind einige Vorschläge von leichten Nahrungsstoffen oder Flüssigkeiten mit je etwa 2 Kohlenhydrateinheiten:

Zwischenmahlzeiten, wenn Sie krank sind

190 ml Milch und 2 gehäufte Teelöffel Ovomaltine oder anderes Malzmilchpulver
190 ml Milch und 1 Eßlöffel Reis oder Vollgetreidedessert
150 g Früchtejoghurt
2 Eßlöffel Dosenfrüchte und 4 Eßlöffel Kondensmilch
190 ml Dosensuppe und 1 kleine Scheibe Brot mit Butter

Ernährungsratschläge für alle Diabetiker

Diabetiker-Markennahrung

Besonders gekennzeichnete Diabetikernahrung ist nicht nötig und nahezu immer auch teuer. Fructose und Sorbit sind die gebräuchlichsten Süßstoffe bei diesen Produkten. Sie enthalten wohl keine Glucose, haben aber dieselbe Kalorienanzahl wie normaler Zucker. Diabetikermarmelade, -schokolade und -zwieback sind meist genauso dickmachend wie gewöhnliche Nahrungsmittel. Fructose ist etwa eineinhalbmal so süß wie Tafelzucker. Sorbit wird häufig als Zuckerersatz verwendet und ist etwa halb so süß wie Tafelzucker. Große Mengen von Sorbit können Durchfall hervorrufen. Sie sollten von beiden Süßstoffen zusammen nicht mehr als 50 g verwenden.

Künstliche kalorienfreie Süßstoffe

Für die meisten, die Stüßstoffe in irgendeiner Form benötigen, ist Saccharin, in Tabletten oder flüssig, der bevorzugte Süßstoff. Es ist über 500 mal süßer als Tafelzucker und kalorienfrei. Jedoch sollte Saccharin zum Kochen mit Vorsicht verwendet werden; wenn möglich, sollte es dem Essen nach dem Kochen beigefügt werden, da es sich durch Hitze zersetzt und einen bitteren Geschmack beim Erhitzen erzeugt. In manchen Ländern sind zyklamathältige Süßstoffe, die keinen bitteren Geschmack beim Erhitzen ergeben, erhältlich. Künstliche Süßstoffe in Puderform sollten möglichst vermieden werden, da einige Zucker enthalten.

Ungezuckerte Nahrung

Es gibt eine Anzahl von Produkten im Handel, die keine Süßstoffe enthalten, wie z. B. Dosenfrüchte, Marmelade usw. Sie sind teurer als die gezuckerten Produkte und halten nicht lange, wenn sie einmal geöffnet sind. Solange sie jedoch bei Ihrem täglichen Kalorien- und Kohlenhydratbedarf mitgezählt werden, sind sie hervorragend, da sie weniger Kalorien als die gesüßten Produkte enthalten.

Diabetiker-Getränke

Alle zuckerfreien Limonaden sind für Diabetiker geeignet. Viele enthalten Spuren von Kohlenhydraten, jedoch so wenig, daß sie nicht gezählt werden müssen.

Ungesüßte Fruchtsäfte

Sie enthalten natürlichen Zucker, der als Teil Ihrer Kohlenhydratration mitgezählt werden soll. Ein kleines Glas (125 ml) ungesüßter Orangen-, Grapefruit-, Ananas- oder Apfelsaft enthält etwa 1 Kohlenhydrateinheit (10 g Kohlenhydrate). Es ist von Vorteil, Fruchtsäfte nur dann zu trinken, wenn Sie andere stärkehältige Kohlenhydrate, die vor allem ballaststoffreich sind, zu sich nehmen. Kohlenhydrate, die von Getränken stammen, sind rasch verarbeitet, wenn sie allein aufgenommen werden; bis zu einem gewissen Maße wird das durch feste Nahrung verhindert.

Alkohol

Die meisten alkoholischen Getränke enthalten Kohlenhydrate. Es ist jedoch besser, sie gesondert, außerhalb Ihrer täglichen Ration, zu berechnen, da diese Kohlenhydrate rasch verarbeitet werden und nicht anhalten. Allerdings muß aber der Kalorienanteil mitgezählt werden. Es ist *nicht* ratsam, den Kohlenhydratanteil für einen Imbiß in Alkohol umzuwandeln, und es ist besser, nach dem Essen als vor dem Essen zu trinken.

Für Diabetiker erzeugt Alkohol viele Nebenwirkungen, die vom leichten Schwindelgefühl bis zu Übelkeit, Koma oder schwerer Erkrankung reichen. Je mehr Sie trinken, desto mehr greift es sie an. Das mit Alkohol verbundene Schwindelgefühl kann dem Symptom von Hypoglykämie (niedriger Blutzuckerspiegel) ähnlich sein und wird deshalb leicht verwechselt. Alkohol reduziert auch die körperliche Abwehr gegen niedrigen Blutzucker. Es ist deshalb besser, wenn Sie nur kleine Mengen trinken.

Alkohol, der eingeschränkt werden sollte

Spirituosen wie Whisky, Weinbrand, Kognak, Gin, Wodka und Rum enthalten wohl keine Kohlenhydrate, dafür aber eine Menge Alkohol und sollten am besten nur mit größter Vorsicht genossen werden.

Alkoholische Getränke, die Sie vermeiden sollten

Alkohol mit hohem Zuckergehalt, wie z. B. süßer Sherry, süßer Wein, Portwein und Liköre. Vermeiden Sie auch Diabetikerbier. Verglichen mit gewöhnlichem Bier ist der Kohlenhydratanteil wohl niedriger, der Alkoholgehalt jedoch höher. Deshalb ist es besser, Sie trinken gewöhnliches Bier.

Zusammenfassend erinnern Sie sich also an folgende Punkte:

1. Trinken Sie mit Maßen; 350 ml Bier oder ein Glas trockener Wein.
2. Zählen Sie die Kalorien, aber nicht die Kohlenhydrate, wenn Sie alkoholische Getränke in Ihren Menüplan aufnehmen.
3. Trinken Sie Alkohol nicht an Stelle eines Imbisses oder einer Mahlzeit, und versäumen Sie keine Mahlzeit, wenn Sie trinken.
4. Trinken Sie niemals Alkohol, ohne zu essen. Wenn möglich, trinken Sie während des Essens, oder, noch besser, nach dem Essen.

2. TEIL

DIE REZEPTE

EINLEITUNG

Gewichte und Maße

Ein Eßlöffel (EL) bedeutet 15 ml und ein Teelöffel (TL) 5 ml. Beide sind jeweils gestrichen voll angegeben, außer es ist anders erwähnt. Kalorienwerte (kcal) wurden auf zehn ab- bzw. aufgerundet, ebenso Kilojoules (kJ). Kohlenhydrate sind ebenfalls auf zehn ab- oder aufgerundet und auch in Kohlenhydrat- bzw. Broteinheiten (BE) je 10 g angegeben. Werte unter 5 g werden vernachlässigt. Ballaststoffe, Eiweiß und Fettwerte sind aufs Gramm aufgerundet.

Zutaten

Wir empfehlen, zum Kochen folgende Zutaten zu verwenden:

- Vollkornbrot, -mehl und -teigwaren. Naturreis und Hülsenfrüchte.
- Wenn Sie Vollkornmehl kaufen, vergewissern Sie sich, daß es 100%ig ist, also nicht aufbereitet.
- Magermilch oder Magermilchpulver.
- Käse aus Magermilch, wie Cottagekäse u. a. (vorausgesetzt, daß sie aus Magermilch zubereitet sind).
- Vielfach ungesättigte Margarine und fettarme Aufstriche, vielfach ungesättigte Öle, wie Maisöl, Sojaöl oder Sonnenblumenöl.
- Fettarmes Fleisch und fettarmer Fisch (alles sichtbare Fett sollte entfernt sein).
- Frisches Obst und Gemüse, wenn möglich mit der Schale. Tiefgefrorenes oder Dosen können verwendet werden; vergewissern Sie sich jedoch, daß kein Zucker beigefügt wurde.
- Kräuter und Gewürze – sie hängen immer vom persönlichen Geschmack ab – können nach Belieben verwendet werden. Die Menge ist jeweils für frische Kräuter angegeben. Tiefgefrorene Kräuter sind der beste Ersatz. Wenn Sie getrocknete Kräuter nehmen, verwenden Sie etwa 1/3 der angegebenen Menge.
- Zuckerfreie flüssige Süßstoffe.

Zubereitung

- Grillen, im Rohr braten, im Dunst kochen, oder in Wasser kochen, anstelle von gebratenen Pfannengerichten.
- Verwenden Sie beschichtete Pfannen, Kochtöpfe und Backformen, um Öl und Fett auf ein Minimum zu reduzieren.
- Beim Zubereiten größere Mengen Fleisch und einiger Gemüsesorten verwenden Sie Back- oder Bratfolien, um das Essen saftig zu erhalten.
- Bestreichen Sie Backwaren mit Magermilch anstelle von Ei und Milch.
- Wenn Sie Saucen machen, rühren Sie das Verdickungsmittel mit Flüssigkeit an, bringen Sie es unter ständigem Rühren zum Kochen, anstelle einer Einbrenn (Schwitze) mit Fett.
- Wenn Sie Vollkornteig machen, können Sie beim Ausrollen Löcher vermeiden, indem Sie den Teig zwischen zwei Blättern Backfolie ausrollen.
- Für Rezepte, die Brühe enthalten, können Sie auch Suppenwürfel verwenden, wenn Sie keine selbstgemachte Brühe haben. Ist die Brühe nicht näher bezeichnet, verwenden Sie eine Ihrer Wahl.
- Alle Suppen können etwa 2 Tage im Kühlschrank aufbewahrt werden.

Hülsenfrüchte
Viele Läden führen eine Vielfalt von getrockneten, tiefgefrorenen oder Dosen-Hülsenfrüchten. Weniger gebräuchliche finden Sie in Delikatessenläden, Reformhäusern oder orientalischen Läden.

Quellen. Gründlich waschen und über Nacht in kaltem Wasser quellen lassen. Sie können die Hülsenfrüchte aber auch in einen Kochtopf mit kaltem Wasser zum Kochen bringen und 2–3 Minuten kochen lassen. Vom Feuer nehmen, zudecken und eine Stunde quellen lassen. Das Gewicht der gequollenen Hülsenfrüchte entspricht etwa dem doppelten Gewicht der trockenen Menge.

In Rezepten, in denen das gequollene Gewicht angegeben ist als: „x g, gequollen", ist dies das Gewicht vor dem Quellen, mit anderen Worten, das Trockengewicht. Ist das Gewicht der gekochten Hülsenfrüchte angegeben, ist, wo nötig, das Trockengewicht in () angeführt.

Kochen. Die Hülsenfrüchte in einen großen Topf mit genügend Wasser geben. 10 Minuten kochen lassen, zudecken und auf kleiner Flamme unter gelegentlichem Umrühren weiterkochen, bis sie weich sind. Die Kochzeit ist je nach Art verschieden. Manchmal kann auch die Kochzeit der gleichen Art, bedingt durch das Alter oder die verwendete Menge, verschieden sein. Wenn Sie häufig Hülsenfrüchte kochen, werden Sie sich vielleicht entschließen, einen Druckkochtopf, der die Kochzeit bedeutend herabsetzt, zu kaufen.

Erst nach dem Kochen würzen. Auch Salz, Essig, Zitronensaft und Tomaten werden erst dann beigegeben, da möglicherweise die Schale hart wird und sich dadurch die Kochzeit verändern kann.

Naturreis

Es gibt drei Hauptarten von Naturreis. *Langkörniger bzw. Patna-Reis:* Die Körner bleiben einzeln und springen auf, wenn sie gekocht sind. Er wird für pikante Gerichte oder als Beilage verwendet. *Runder oder kurzkörniger Reis:* wird für Reispudding verwendet, da die Körner beim Kochen klebrig werden und verklumpen. *Mittelkörniger Reis* mit runden Enden: Sorten, die in Italien und Spanien gedeihen und hauptsächlich für Risotto oder Paella verwendet werden, manchmal aber schwierig zu finden sind. Verwenden Sie stattdessen, wenn nötig, ungeschälten langkörnigen Reis.

Naturreis ist geschmackvoller als *polierter Reis* und hat einen höheren Gehalt an Vitaminen und Spurenelementen, obwohl das Vitamin B, Thiamin, das der Körper für die Verwertung der Kohlenhydrate benötigt, im Kochwasser verlorengeht, wenn nicht das richtige Verhältnis von Wasser und Reis verwendet wird: 1 Teil Reis zu 2 Teilen kochendem Wasser mit 1 gestrichenem Teelöffel Salz. Ist die Zubereitung auf der Verpackung angegegen, folgen sie dieser, da einige Sorten von ungeschältem Reis mehr als die doppelte Menge Wasser im Verhältnis zum Reis benötigen.

Kochen. Die benötigte Menge Wasser zum Kochen bringen, den Reis, wenn nötig, waschen und Salz dazugeben, alles wieder zum Kochen bringen, einmal umrühren und fest zugedeckt auf kleiner Flamme ca. 40 Minuten leicht kochen lassen, bis die Körner weich sind.

Den Reis während des Kochens in Ruhe lassen; denn wenn der Deckel gehoben wird, entweicht der Dampf, und dadurch verlängert sich die Kochzeit. Wird umgerührt, brechen die Körner, und die Stärke entweicht und macht den Reis klebrig und klumpig.

Wenn das Wasser nicht vollständig verkocht ist, ohne Deckel auf kleiner Flamme einige Minuten weiterdünsten lassen.

Gekochter Reis kann leicht mit der Gabel gelockert werden. Oder machen Sie es wie die Chinesen, und lassen Sie den Reis fest zugedeckt 10 Minuten auf der kleinstmöglichen Flamme (am besten mit einem Asbest-Untersatz) stehen. Am besten benützen Sie dazu einen schweren Kochtopf.

Kochen im Rohr. Die gleiche Menge Wasser und Reis verwenden. Den Reis mit Salz in einen Kochtopf geben, das kochende Wasser einrühren und alles im Rohr etwa 1 bis 1 1/4 Stunden bei 180°C/Gas Stufe 4 kochen.

Erhitzen. Es ist oft vorteilhaft, eine größere Menge als benötigt zu kochen. Zugedeckt hält er im Kühlschrank etwa eine Woche. Zum Wiedererhitzen zusammen mit etwas Wasser in einen Kochtopf geben, auf kleiner Flamme unter gelegentlichem Umrühren wieder erwärmen. Oder im Rohr mit etwas Wasser in einer feuerfesten Form etwa 20 Minuten erhitzen.

Vollkornteigwaren
Es gibt verschiedene Arten von Vollkornteigwaren: Spaghetti, Makkaroni, Lasagne usw. Sie finden Sie in Reformhäusern. Es ist wichtig, Vollkornteigwaren in Ihren Menüplan aufzunehmen, da sie kohlenhydratreich, niedrig im Fettgehalt und ballaststoffreich sind. Sie sind geschmackvoller als gewöhnliche Teigwaren und haben eine festere Struktur.

Kochen. Folgen Sie der Kochanweisung auf der Verpackung. Verwenden Sie möglichst viel Wasser, um ein Zusammenkleben zu verhindern: ca. 4 l Wasser für 450 g Teigwaren. Schütten Sie die Teigwaren langsam ins kochende Wasser, damit das Wasser nicht übergeht. Rühren Sie mit einer Gabel um, damit sie nicht zusammenkleben oder am Kochtopf kleben bleiben. Kochen Sie sie gleichmäßig ohne zuzudecken, bis sie gerade weich, aber nicht mehr hart sind (al dente). Die Kochzeit variiert von etwa 8–18 Minuten je nach Größe und Frische der Teigwaren. In einem Sieb gut abtropfen lassen.

SUPPEN

KLARE SUPPEN

Suppe mit Teigwaren

4 Portionen

Pro Portion: 30 kcal/130 kJ, 10 g (1 BE) Kohlenhydrate, 2 g Ballaststoffe, 1 g Eiweiß, Fett vernachlässigt

875 ml Fleischbrühe
1 mittelgroße Möhre/Karotte, würfelig geschnitten
30 g Vollkornteigwaren
1/2 TL Knoblauchsalz
Salz und Pfeffer nach Geschmack
1 EL gehackte Petersilie

Die Fleischbrühe zum Kochen bringen, die Möhre/Karotte und die Teigwaren dazugeben. Nach Geschmack salzen und pfeffern. Je nach Angabe der Teigwaren 10–20 Minuten kochen lassen, bis die Teigwaren weich sind. Petersilie darüberstreuen, wenn nötig nachwürzen und servieren.

Reissuppe mit Estragon

4 Portionen

Pro Portion: 30 kcal/110 kJ, 10 g (1 BE) Kohlenhydrate, 1 g Ballaststoffe, 1 g Eiweiß, Fett vernachlässigt

875 ml Hühnerbrühe
30 g / 2 EL Naturreis
1 TL Selleriesalz
2 EL würfelig geschnittene grüne Paprikaschoten
1 EL feingehacktes Estragon
2 EL feingehackte Petersilie
Salz und Pfeffer

Die Hühnerbrühe zum Kochen bringen. Den Reis langsam einrühren und würzen. Zugedeckt etwa 10 Minuten auf mittlerer Flamme kochen. Die Paprikaschote und Estragon dazugeben und 5 Minuten weiterkochen lassen. Schließlich die Petersilie darüberstreuen, wenn nötig nachwürzen und servieren.

Gemischte Gemüsesuppe

4 Portionen

Pro Portion: 60 kcal/270 kJ, 10 g (1 BE) Kohlenhydrate, 3 g Ballaststoffe, 3 g Eiweiß, 0 g Fett

1 mittelgroße Möhre/Karotte, würfelig geschnitten
1 mittelgroße Zwiebel, würfelig geschnitten
125 g Kartoffeln, würfelig geschnitten
Pfeffer
750 ml Fleischbrühe
1/4 Kohlkopf (klein), fein-nudelig geschnitten
150 ml Magermilch
1 EL gehackte Petersilie

100 g Steck(Kohl-)rübe, würfelig geschnitten
Knoblauchsalz

Das Gemüse, außer dem Kohl, auf schwacher Flamme in der Fleischbrühe etwa 1/2 Stunde kochen, bis das Gemüse weich ist. Den Kohl dazugeben und weitere 10 Minuten kochen. Dann die Milch hinzufügen, wieder warm werden lassen und die Petersilie darüberstreuen. Wenn nötig nachwürzen; servieren.

SUPPEN ALS HAUPTSPEISEN

Spanische Bohnen- und Krautsuppe

8 Portionen

Pro Portion: 170 kcal/730 kJ, 20 g (2 BE) Kohlenhydrate, 13 g Ballaststoffe, 11 g Eiweiß, 4 g Fett

30 ml / 2 EL Maisöl
2 mittelgroße Zwiebeln, in Scheiben geschnitten
2 Knoblauchzehen, zerrieben
1 kleiner weißer Krautkopf, fein geschnitten
300 g getrocknete Bohnen, gequollen
Salz und Pfeffer
400 g Dosentomaten
2 l Brühe

Das Öl in einem großen Kochtopf erhitzen. Darin die Zwiebeln und den Knoblauch bräunen. Das Kraut, die Bohnen, Tomaten und die Brühe dazugeben, salzen, pfeffern und alles zusammen 10 Minuten kochen lassen. Dann auf kleiner Flamme zugedeckt etwa 3 Stunden weiterkochen. Kosten und, wenn nötig, nachwürzen.

Wird eine gebundene Suppe gewünscht, dann auskühlen lassen, im Mixer pürieren und wieder erwärmen.

Rote Bohnensuppe

8 Portionen

Pro Portion: 170 kcal/700 kJ, 20 g (2 BE) Kohlenhydrate, 12 g Ballaststoffe, 10 g Eiweiß, 4 g Fett

30 ml/2 EL Maisöl
2 mittelgroße Zwiebeln, gehackt
2 mittelgroße Möhren/Karotten, würfelig geschnitten
verschiedene Gemüse je nach Saison: z. B.
100 g Steckrübe
1 kleiner Lauch
einige Krautblätter
300 g rote (Kidney-)Bohnen, gequollen
30 ml/2 EL Tomatenpüree
400 g Dosentomaten (oder frische)
2 l Brühe
Bouquet garni (Thymian, Petersilie, Majoran, 1 Lorbeerblatt)
Salz und Pfeffer

Das Öl in einem großen Kochtopf erhitzen, die Bohnen und alle Gemüsesorten, außer Tomaten, hinzufügen. Zudecken und etwa 15 Minuten auf schwacher Flamme anrösten. Die Tomaten und das Tomatenpüree hinzufügen, mit der Brühe aufgießen und das Bouquet garni beifügen. Alles zum Kochen bringen und dann auf kleiner Flamme etwa 2 Stunden kochen lassen. Das Bouquet garni entfernen und nach Geschmack würzen.

Diese Suppe kann als klare Suppe serviert oder auch püriert werden. Beim Pürieren sollten aber noch kleine farbige Gemüsestücke sichtbar sein.

Zur Abwechslung können auch andere Bohnensorten verwendet werden.

Schottische Brühe

8 Portionen

Pro Portion: 110 kcal/480 kJ, 20 g (2 BE) Kohlenhydrate, 6 g Ballaststoffe, 8 g Eiweiß, 2 g Fett

225 g Hammel- oder Rindfleisch, alles sichtbare Fett entfernt
6 g Gerste, überbrüht
115 g getrocknete Erbsen, gequollen (siehe Seite 36)
2 l Wasser
2 mittelgroße Möhren/Karotten, würfelig geschnitten
100 g Steckrüben, würfelig geschnitten
60 g Petersilienwurzel, würfelig geschnitten
1/4 eines kleinen Kohlkopfes, fein geschnitten
1 kleine Zwiebel, gehackt
Salz und Pfeffer
Selleriesalz
4 EL gehackte Petersilie

Fleisch, Erbsen, Gerste und das Wasser zugedeckt in einem großen Topf zum Kochen bringen. Auf kleiner Flamme eine Stunde langsam weiterkochen lassen. Das Gemüse mit Ausnahme des Kohls hinzufügen, würzen und etwa 1/2 Stunde weiterkochen lassen, bis das Gemüse weich ist. Den Kohl hinzufügen und weitere 10 Minuten kochen. Am besten kalt werden lassen und alles Fett abschöpfen. Das Fleisch herausnehmen, fein schneiden und wieder in die Suppe geben. Wieder erwärmen, wenn nötig nachwürzen, die Petersilie darüberstreuen und servieren.

Minestrone mit Reis und Bohnen

8 Portionen

Pro Portion: 260 kcal/1070 kJ, 40 g (4 BE) Kohlenhydrate, 12 g Ballaststoffe, 14 g Eiweiß, 6 g Fett

1 große Zwiebel, gehackt
1 mittelgroße Möhre/Karotte, gehackt
1 Rippe Stangensellerie, gehackt (oder 1 TL Selleriesalz)
1 Schinkenbein mit ca. 60 g magerem Schinken
300 g rote Bohnen, gequollen
2 l Wasser
15 ml Maisöl
60 g mageren Speck, gehackt
60 g Mortadella (oder andere Wurst), gehackt
200 g Naturreis
Salz und Pfeffer
4 EL gehackte Petersilie

Die Zwiebel, außer 2 Eßlöffel, zusammen mit dem anderen Gemüse, dem Schinkenbein, den Bohnen mit dem Wasser in einen großen Kochtopf geben. Zum Kochen bringen und etwa 10 Minuten kochen lassen. Die Oberfläche abschöpfen und weitere 1½ Stunden auf kleiner Flamme langsam kochen lassen. Das Schinkenbein entfernen, auskühlen lassen und das darauf befindliche Fleisch klein hacken. Die restliche Zwiebel mit dem Speck und der Wurst 10–15 Minuten anbraten, in die Suppe geben und alles wieder zum Kochen bringen. Den Reis hinzufügen, würzen und weitere 40–45 Minuten kochen lassen, bis er weich ist. Petersilie darüberstreuen und mit Vollkornbrot servieren.

Italienische Gemüsesuppe

8 Portionen

Pro Portion: 240 kcal/1010 kJ, 40 g (4 BE) Kohlenhydrate, 14 g Ballaststoffe, 14 g Eiweiß, 2 g Fett

225 g Bohnen, gequollen
1 mittelgroße Zwiebel, gehackt
2 Knoblauchzehen, zerdrückt
2 junge Lauche, in Ringe geschnitten
2 Rippen Stangensellerie, geschnitten
2 mittelgroße Möhren/Karotten, in Scheiben geschnitten
3 Zucchini, in Scheiben geschnitten
400 g Dosentomaten
375 g Kartoffeln mit Schale, in Würfel geschnitten
1/4 eines kleinen Kohlkopfes, feinnudelig geschnitten
100 g frische oder tiefgefrorene Erbsen
170 g Vollkornteigwaren z. B. kurzgebrochene Spaghetti
4 TL frisches Basilikum, Majoran, Thymian, gehackt (oder 1–2 TL gemischte getrocknete Kräuter)
Salz und Pfeffer
6 EL gehackte Petersilie
30 g Parmesan, gerieben
2 l Wasser

Die Bohnen in 2 l Wasser kochen. Die Zwiebel, Knoblauch, Lauch, Sellerie und Möhren/Karotten hinzufügen und alles 30 Minuten weiterkochen lassen. Dann die Zucchini, Tomaten und Kartoffeln dazugeben und weitere 30 Minuten kochen. Kohl, Erbsen, Teigwaren und Kräuter beifügen, würzen und weitere 20 Minuten kochen, bis die Teigwaren weich sind. Kurz vor dem Servieren die Petersilie und den geriebenen Käse darüberstreuen.

Bohnensuppe

8 Portionen

Pro Portion: 170 kcal/710 kJ, 20 g (2 BE) Kohlenhydrate, 12 g Ballaststoffe, 10 g Eiweiß, 4 g Fett

340 g getrocknete Bohnen, gequollen
1 Schinkenbein, grob zerhackt
2 l Rindsbrühe
Bouquet garni (Lorbeerblatt, Petersilie und 3 Knoblauchzehen in einem Musselinsäckchen)
Salz und Pfeffer
30 g vielfach ungesättigte Margarine
2 mittelgroße Zwiebeln, gehackt
2 Rippen Stangensellerie, gehackt
2 mittlere Möhren/Karotten, gehackt
90 ml / 6 EL trockenen Sherry (nach Belieben)
1 Zitrone, in dünne Scheiben geschnitten

Die Bohnen zusammen mit dem Schinkenbein und der Brühe in einem großen Topf zum Kochen bringen. Abschöpfen. Das Bouquet garni dazugeben, salzen und pfeffern. Die Hitze reduzieren, mit einem Deckel fest abschließen und etwa 2½ Stunden weiterkochen lassen, bis die Bohnen weich sind.

In der Zwischenzeit die Margarine zergehen lassen und das Gemüse auf kleiner Flamme ca. 20–30 Minuten anrösten. Zu den gekochten Bohnen geben, abschöpfen und das Schinkenbein und Bouquet garni entfernen. Im Mixer pürieren oder durch ein Haarsieb pressen. Wieder erwärmen, wenn nötig, nachwürzen, den Sherry beifügen, falls er verwendet wird und in vorgewärmte Suppenschalen gießen. Mit Zitronenscheiben garnieren.

SALATE

SALATE ALS HAUPTGERICHT

Hühnersalat mit Reis

4 Portionen

Pro Portion: 240 kcal/1020 kJ, 30 g (3 BE) Kohlenhydrate, 3 g Ballaststoffe, 13 g Eiweiß, 7 g Fett

150 g gekochtes Hühnerfleisch, würfelig geschnitten
2 EL roten eingelegten Paprika, gehackt
100 g / 4 EL Maiskörner
120 g Orangen, Tangerinen oder Mandarinen, geschält und in Stücke geschnitten

Sauce:
15 ml/1 EL Öl
15 ml / 1 EL Paprikaflüssigkeit
15 ml / 1 EL Wein- oder Estragonessig
1 Knoblauchzehe, zerdrückt
Salz und Pfeffer

400 g gekochter Naturreis (siehe Seite 37) (130 g Trockengewicht)

Die Zutaten in einer Schüssel mischen. Die Salatsauce anrühren und darübergießen. 1–2 Stunden kalt stellen.

Makkaroni-Bohnensalat

4 Portionen

Pro Portion: 370 kcal/1540 kJ, 60 g (6 BE) Kohlenhydrate, 18 g Ballaststoffe, 17 g Eiweiß, 10 g Fett

400 gekochte Bohnen (200 g Trockengewicht)
200 g gekochte Vollkorn-Makkaroniringe (100 g Trockengewicht)
1 EL feingehackter frischer Estragon
1 EL feingehackte Petersilie
1 EL feingehackter Schnittlauch

Sauce:
300 ml / 2 EL Sonnenblumen- oder Maisöl
30 ml / 2 EL Weinessig
1/2 TL Mostrich/Senf
1/2 TL Knoblauchsalz
Pfeffer
flüssiger Süßstoff nach Geschmack

Die Saucezutaten verrühren und über die Bohnen, Makkaroni und Kräuter gießen. Gut durchmischen. In einer Salatschüssel anrichten und vor dem Servieren 20–30 Minuten kalt stellen.

Bohnensalat mit Zucchini (siehe Seite 47)

4 Portionen

Pro Portion: 250 kcal/1060 kJ, 40 g (4 BE) Kohlenhydrate, 21 g Ballaststoffe, 19 g Eiweiß, 4 g Fett

15 ml / 1 EL Maisöl
2 mittelgroße Zwiebel, gehackt
1 Knoblauchzehe, zerdrückt
30 ml / 2 EL Weinessig
45 ml / 3 EL Zitronensaft
125 ml Wasser
450 g Zucchini
2 Rippen Stangensellerie, geschnitten
3 mittelgroße Tomaten, würfelig geschnitten
1 EL Oregano
Salz und Pfeffer
680 g gekochte Bohnen (300 g Trockengewicht)
3 EL gehackte frische Petersilie
2 EL Schnittlauch

Das Öl in einer beschichteten Pfanne erhitzen und darin die Zwiebel und den Knoblauch langsam (10 Minuten) bräunen.
Essig, Zitronensaft und Wasser dazugeben und 5 Minuten auf kleiner Flamme kochen. Die Zucchini waschen und in 2 cm dicke Scheiben schneiden. Zucchini, Sellerie, Tomaten, Oregano in die Pfanne geben, alles würzen und 15–20 Minuten leicht aufkochen lassen, bis das Gemüse gerade weich ist. Die Bohnen einrühren und auskühlen lassen. In eine Salatschüssel geben, mit Petersilie und Schnittlauch bestreuen und servieren.

Reissalat mit Safran

4–6 Portionen

4 Portionen:
Pro Portion: 190 kcal/820 kJ, 20 g (2 BE) Kohlenhydrate, 3 g Ballaststoffe, 15 g Eiweiß, 5 g Fett

6 Portionen:
Pro Portion: 130 kcal/540 kJ, 20 g (2 BE) Kohlenhydrate, 2 g Ballaststoffe, 10 g Eiweiß, 3 g Fett

Sauce:
150 ml / 1 EL Sonnenblumen- oder Maisöl
15 ml / 1 EL Weinessig
15 ml / 1 EL Orangensaft
4 EL gehackte Petersilie
1 Knoblauchzehe, zerdrückt
Salz und Pfeffer
1/2 TL Mostrich/Senf

Salat:
340 g Naturreis mit etwas Safran gekocht
250 g geräucherter Schellfisch, zerpflückt

Garnierung:
4 mittelgroße Tomaten, mit der Schale in Scheiben geschnitten, 6 schwarze Oliven, entkernt und halbiert

Die Saucezutaten mischen und über den Reis und Fisch gießen. Mit den Tomatenscheiben und Oliven garnieren.

Spanischer Kartoffelsalat (Siehe Seite 47)

4 Portionen

Pro Portion: 240 kcal/1010 kJ, 40 g (4 BE) Kohlenhydrate, 7 g Ballaststoffe, 13 g Eiweiß, 4 g Fett

680 g junge Kartoffeln, in der Schale gekocht und würfelig geschnitten
60 g / 6 EL gehackte grüne und rote Paprikaschoten
1 große Zwiebel, gehackt
2 hartgekochte Eier, gehackt
60 g magerer gekochter Schinken, gehackt
170 g frische oder gefrorene Erbsen
60 ml /4 EL Joghurt- und Tomatensauce (siehe Seite 119)
1 Knoblauchzehe, zerdrückt
4 große frische Salatblätter
4 EL gehackte Frühlingszwiebel mit dem Grün

Die Salatzutaten mischen. Die Knoblauchzehe in die Joghurt-Tomatensauce einrühren und über den Salat gießen. Die Salatblätter auf Tellern anrichten, den Salat darauflegen und mit den jungen Zwiebeln bestreuen.

Salat Niçoise

4 Portionen

Pro Portion: 260 kcal/1080 kJ, 10 g (1 BE) Kohlenhydrate, 4 g Ballaststoffe, 14 g Eiweiß, 21 g Fett

1 großer frischer grüner Salat
100 g Thunfisch, zerpflückt
1/2 große Gurke, in Scheiben geschnitten

15 g / 1 EL Kapern
60 g entkernte und halbierte dunkle Oliven
1 große grüne Paprikaschote, in Ringe geschnitten
4 große harte Tomaten, in Scheiben geschnitten
2 hartgekochte Eier, geteilt
60 ml / 4 EL französische Salatsauce (siehe Seite 120)
60 g / 1 kleine Dose Sardellenringe oder Sardellenfilets

Den Salat waschen und trocknen. Die Salatblätter halbieren und eine Schüssel damit auslegen. Darüber den Thunfisch mit den Kapern und halbierten Oliven anrichten. Darauf die Paprikaschote, Gurke, Tomaten und Eier legen. Mit der französischen Salatsauce leicht vermengen und mit den Sardellen und restlichen Oliven garnieren.

Roter Bohnen-Salat

4 Portionen

Pro Portion: 280 kcal/1190 kJ, 40 g (4 BE) Kohlenhydrate, 23 g Ballaststoffe, 20 g Eiweiß, 5 g Fett

350 g rote (Kidney-)Bohnen, gequollen
1 mittelgroße Zwiebel, fein gehackt
einige frische grüne Salatblätter

Sauce:
150 ml / 1 EL roter Weinessig
1 TL Salz
1 TL französischer Mostrich/Senf
1 Knoblauchzehe, zerdrückt
ein Spritzer Tabascosauce
Pfeffer
15 ml / 1 EL Maisöl
1 mittelgroße grüne Paprikaschote, fein gehackt

Die Bohnen kochen. Während sie noch warm sind, mit den Zwiebeln und der Salatsauce vermengen. Nach Erkalten die Paprikaschote dazugeben, zudecken und mindestens 12 Stunden kühl stellen. Auf frischen grünen Salatblättern anrichten.

Reis-Bohnen-Salat

4 Portionen

Pro Portion: 430 kcal/1820 kJ, 70 g (7 BE) Kohlenhydrate, 20 g Ballaststoffe, 22 g Eiweiß, 9 g Fett

200 g gekochten Naturreis (70 g Trockengewicht)
300 g gekochte Bohnen
1 große grüne Paprikaschote, gehackt
1/2 mittelgroße Gurke mit Schale, in Scheiben geschnitten
6 Rippen Stangensellerie, grob gehackt
6 Frühlingszwiebeln, mit dem Grün, gehackt

Sauce:
30 ml / 2 EL Mais- oder Sonnenblumenöl
30 ml / 2 EL Essig
1 Knoblauchzehe, zerdrückt
1/2 TL Salz oder Selleriesalz
1/2 TL Senfpulver
1/2 TL Pfeffer
1 Spritzer Sojasauce
2 EL gehackte Petersilie

Reis-Bohnen-Salat (oben, siehe Seite 46), Bohnensalat mit Zucchini (Mitte, siehe Seite 44), spanischer Kartoffelsalat (unten, siehe Seite 45).

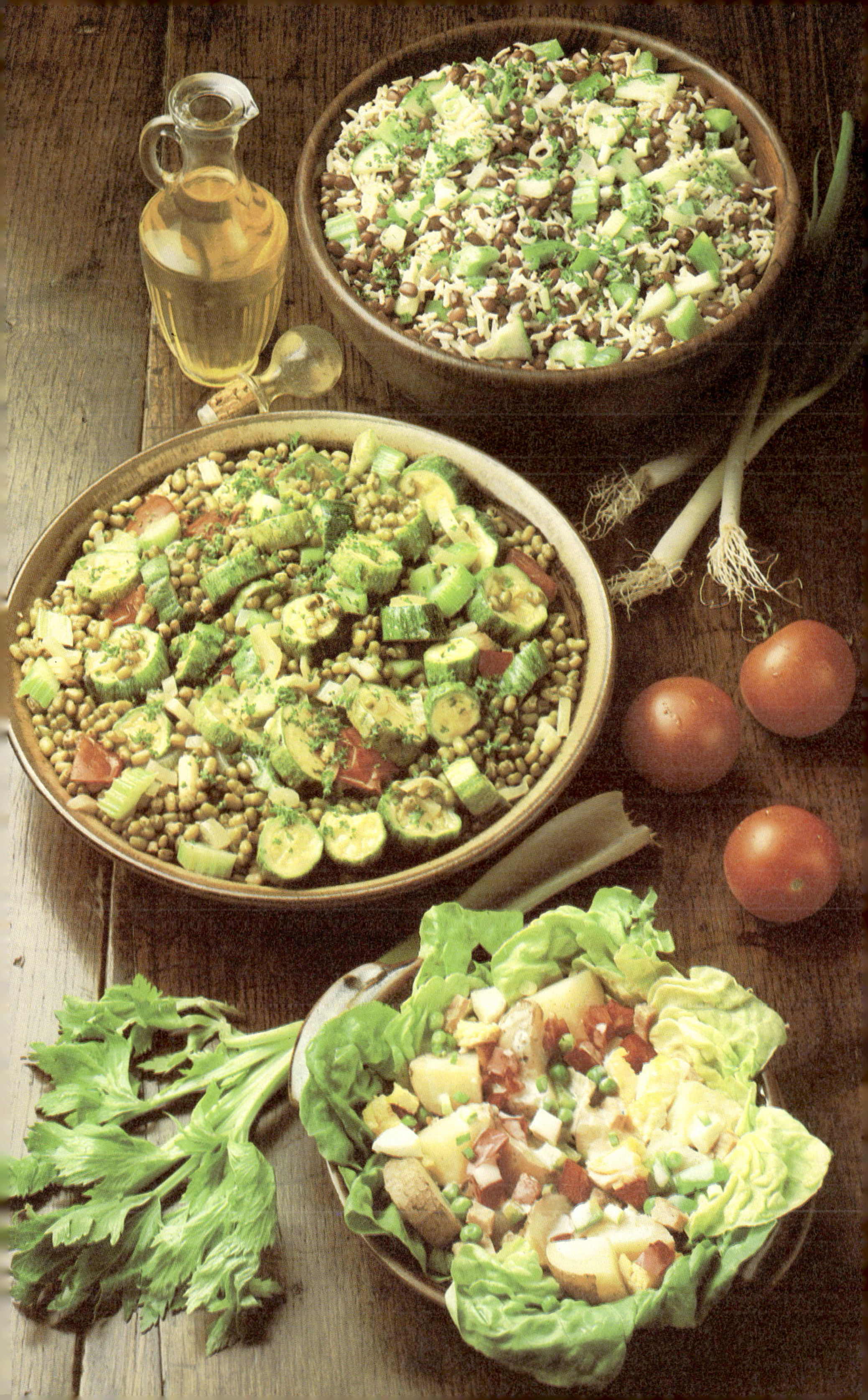

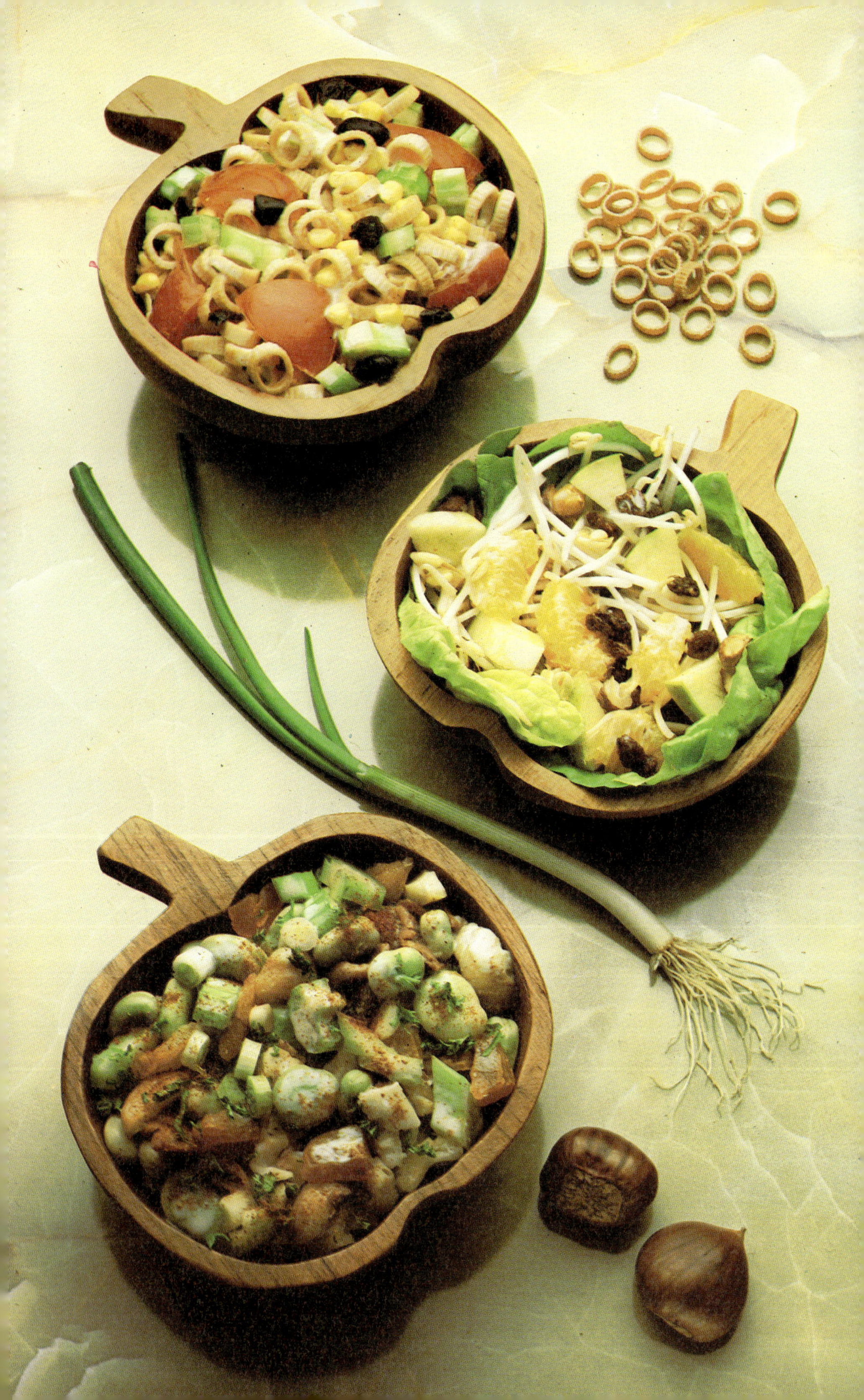

Die Salatzutaten mischen. Die Saucezutaten verrühren und gut mit dem Salat vermengen. Mit gehackter Petersilie bestreuen und sofort servieren.

SALAT ALS BEILAGE

Reissalat mit Aprikosen

4 Portionen

Pro Portion: 220 kcal/920 kJ, 30 g (3 BE) Kohlenhydrate, 8 g Ballaststoffe, 3 g Eiweiß, 9 g Fett

200 g gekochter, langkörniger Naturreis (70 g Trockengewicht)
60 g Rosinen, gehackt
85 g getrocknete Aprikosen, gehackt
4 Frühlingszwiebeln, gehackt
4 EL gehackte Petersilie

Sauce:
30 ml / 2 EL Sonnenblumen- oder Maisöl
30 ml / 2 EL Zitronensaft
30 ml / 2 EL Orangensaft
10 g / 1 EL Walnüsse, fein gehackt
1/4 TL Selleriesalz
1/4 TL Knoblauchsalz
Pfeffer

Die Saucezutaten verrühren und über die Salatzutaten gießen. Vor dem Servieren 20 Minuten marinieren.

Bohnensprossensalat

4–6 Portionen

4 Portionen
Pro Portion: 140 kcal/580 kJ, 20 g (2 BE) Kohlenhydrate, 7 g Ballaststoffe, 5 g Eiweiß, 5 g Fett

6 Portionen
Pro Portion: 90 kcal/380 kJ, 10 g (1 BE) Kohlenhydrate, 5 g Ballaststoffe, 3 g Eiweiß, 4 g Fett

200 g grüne Äpfel, entkernt und in Würfel geschnitten
240 g Orangen, geschält und in Würfel geschnitten
200 g Bohnensprossen
30 g Sultaninen, gehackt
60 g Haselnüsse, gehackt
Salz und Pfeffer
45 ml / 3 EL Zitronen- und Knoblauchsauce (siehe Seite 120/121)
2 Bund Brunnenkresse oder frische grüne Salatblätter

Spaghettiringe und Tomatensalat (oben, siehe Seite 52), Bohnensprossensalat (Mitte, siehe Seite 49), Bohnensalat mit Kastanien (unten, siehe Seite 50).

Einige Äpfel- und Orangenwürfel zur Seite stellen, den Rest mit den Bohnensprossen, Sultaninen und Nüssen vermengen. Leicht salzen und pfeffern. Die Salatsauce darübergießen. Eine Servierplatte mit der Wasserkresse oder den Salatblättern ringförmig auslegen und den Salat in der Mitte aufschichten. Mit den übriggebliebenen Äpfel- und Orangenstücken dekorieren. Zudecken und vor dem Servieren 1/2 Stunde kühl stellen.

Bohnensalat mit Kastanien

4 Portionen

Pro Portion: 170 kcal/710 kJ, 30 g (3 BE) Kohlenhydrate, 12 g Ballaststoffe, 7 g Eiweiß, 2 g Fett

200 g gekochte Bohnen
200 g gekochte und geschälte Kastanien, fein gehackt
60 g getrocknete Aprikosen, gehackt
2 Rippen Stangensellerie, gehackt
4 EL gehackte Petersilie
15 g / 2 EL Kleieflocken

Sauce:
150 ml Magerjoghurt
15 ml / 1 EL Zitronensaft
1/4 TL Selleriesalz
1/4 TL Knoblauchzehe
Pfeffer und eine Prise Cayennepfeffer
4 Frühlingszwiebeln, grüne und weiße Teile, gehackt
Paprika

Die Salatzutaten mischen. Die Saucezutaten verrühren und mit dem Salat vermengen. 1/2 Stunde kühl stellen. Mit den Frühlingszwiebeln und Paprika bestreuen.

Ungezuckerte Kastanien aus der Dose können verwendet werden.

Karotten-/Möhren- und Selleriesalat

4 Portionen

Pro Portion: 160 kcal/680 kJ, 20 g (2 BE) Kohlenhydrate, 13 g Ballaststoffe, 9 g Eiweiß, 6 g Fett

2 mittelgroße Möhren/Karotten, grob geraspelt
1 großer Stangensellerie, gehackt
200 g frische oder tiefgekühle Erbsen
60 g getrocknete Feigen, fein gehackt
4 EL gehackte Petersilie
15 g / 2 EL Kleieflocken

Sauce:
150 ml Magerjoghurt
30 ml / 2 EL frischer Orangensaft
1 Knoblauchzehe, zerdrückt
geriebene Schale einer halben Orange (ungespritzt)
Salz und Pfeffer

Garnierung:
1 Bund Brunnenkresse oder frische grüne Salatblätter
40 g/4 EL gehobelte Mandeln, leicht getoastet

Die Salatzutaten mischen. Die Saucezutaten verrühren und mit dem Salat vermengen. 1/2 Stunde kühl stellen. Auf der Brunnenkresse oder den Salatblättern anrichten und die Mandeln darüberstreuen.

Weizenschrotsalat

4 Portionen

Pro Portion: 140 kcal/580 kJ, 20 g (2 BE) Kohlenhydrate, 5 g Ballaststoffe, 5 g Eiweiß, 5 g Fett

100 g Weizenschrot
4 Frühlingszwiebeln, gehackt
4 EL gehackte Petersilie
3 EL gehackte Pfefferminze
6 mittelgroße Tomaten, gehackt

Sauce:
15 ml / 1 EL Mais- oder Sonnenblumenöl
15 ml / 1 EL Zitronensaft
Salz und Pfeffer

Garnierung:
frische grüne Salatblätter
1/4 mittelgroße Gurke, in Scheiben geschnitten
10 schwarze Oliven, entkernt

Das Weizenschrot 15 Minuten in Wasser einweichen. Absieben und ausdrücken. Die übrigen Zutaten beimengen und gut mischen. Eine Servierplatte mit Salatblättern auslegen, den Salat in der Mitte anrichten, mit den Gurkenscheiben und Oliven garnieren.

Gemischter grüner Salat mit Orangen- und Zitronensauce

4 Portionen

Pro Portion: 90 kcal/370 kJ, 10 g (1 BE) Kohlenhydrate, 4 g Ballaststoffe, 3 g Eiweiß, 4 g Fett

450 g festes weißes Kraut (etwa 1/4 eines großen Krautkopfes), fein geschnitten
1 mittelgroßer grüner Paprika, feingeschnitten
1 EL feingeschnittene Zwiebelringe
1 kleiner Bund Frühlingszwiebeln, in Ringe geschnitten, grüne und weiße Teile werden verwendet
1 Bund Kresse oder Brunnenkresse, zerpflückt
30 g/1 EL Sultaninen, fein gehackt

Sauce:
15 ml / 1 EL Mais- oder Sonnenblumenöl
15 ml / 1 EL Weinessig
30 ml / 2 EL Orangensaft
5 ml / 1 TL Zitronensaft
Knoblauchsalz
Pfeffer

Das Gemüse mit den Sultaninen mischen. Die Salatsauce gut verrühren und darübergießen. Gut durchmischen. 15–20 Minuten ruhen lassen.

Spaghettiringe und Tomatensalat

(siehe Seite 48)

4 Portionen

Pro Portion: 190 kcal/780 kJ, 30 g (3 BE) Kohlenhydrate, 5 g Ballaststoffe, 9 g Eiweiß, 3 g Fett

100 g Vollkornspaghettiringe
200 g gekochte Maiskörner
4 mittelgroße Tomaten, geviertelt
4 große Rippen Stangensellerie, geschnitten
5 dunkle Oliven, entkernt und geviertelt
2 EL gehackte Petersilie

Sauce:
150 ml Magerjoghurt
60 ml / 4 EL Tomatensaft
2 TL gehackter Oregano
1 Spritzer Tabascosauce
Salz und Pfeffer

Die Spaghettiringe 9–11 Minuten oder nach Angabe in Salzwasser kochen. Absieben und mit kaltem Wasser abschrecken. Gut abtropfen lassen. Mit den Maiskörnern, Tomaten und Sellerie vermengen. Die Saucezutaten gut verrühren, über die Mischung gießen und gut vermengen. In einer Salatschüssel anrichten und die Oliven und Petersilie darüberstreuen. Gut zudecken und vor dem Servieren etwa 20–30 Minuten kalt stellen.

GEMÜSEGERICHTE

Knusprige Gemüsetorte

4 Portionen

Pro Portion: 400 kcal/1700 kJ, 40 (4 BE) Kohlenhydrate, 6 g Ballaststoffe, 16 g Eiweiß, 24 g Fett

Teig:
70 g mittelfeines Hafermehl
115 g Vollkornmehl
Salz
70 g vielfach ungesättigte Margarine
15 ml/1 EL kaltes Wasser

Fülle:
2 große Tomaten, gehackt
2 mittelgroße Zwiebeln, fein gehackt
100 g Edamer, gerieben
15 g Parmesan, gerieben
1 EL Tomatenpüree
1 EL Oregano
Salz und Pfeffer

Das Backrohr auf 200° C/Gas Stufe 6 vorwärmen.
Für den Teig beide Mehlsorten mit Salz vermischen, die Margarine damit verkneten, bis sich die Mischung bröckelig anfühlt. Dann das kalte Wasser hinzugeben und zu einem festen Teig verarbeiten. Zwei Drittel des Teiges rund ausrollen und eine 18 cm runde Tortenform damit auslegen. Den Teig mit den Fingern an der Kante hochziehen.

Für die **Fülle** die angegebenen Zutaten mischen und die Teigmasse füllen. Den restlichen Teig sorgfältig ausrollen und über die Fülle legen. Der Teig ist besonders bröselig, seien Sie deshalb sehr vorsichtig. Mit der Gabel in regelmäßigem Muster Luftlöchter stechen. 1 Stunde im Rohr backen.

Marinierte Champignonspieße

4 Portionen

Pro Portion: 70 kcal/290 kJ, Kohlenhydrate vernachlässigt (0 BE), 3 g Ballaststoffe, 4 g Eiweiß, 5 g Fett

450 g Champignons
150 ml Magerjoghurt
15 ml/1 EL Maisöl oder anderes Öl
15 ml/1 EL Zitronensaft
1 TL Zitronenschale
1 EL zerriebenes Lorbeerblatt
1 EL Thymian
1 Knoblauchzehe, zerdrückt
Salz und Pfeffer
2 Kartons Kresse oder 1 kleiner Bund Brunnenkresse

Die Stiele entfernen und die Champignonköpfe säubern. Joghurt in eine große Schüssel geben, Öl, Zitronenschale und Zitronensaft, Kräuter, Knoblauch, Salz und Pfeffer damit verrühren. Die Champignons etwa 2 Stunden in dieser Marinade ziehen lassen. Mehrmals umrühren. Die Champignons auf Spieße aufreihen und unter dem heißen Grill 4 Minuten lang grillen. Auf einem Kressebett servieren und die übriggebliebene Marinade darübergießen.

Würziger Rotkohl

4–6 Portionen

4 Portionen
Pro Portion: 70 kcal/310 kJ, 10 g (1 BE) Kohlenhydrate, 7 g Ballaststoffe, 3 g Eiweiß, 1 g Fett

6 Portionen
Pro Portion: 50 kcal/200 kJ, 10 g (1 BE) Kohlenhydrate, 5 g Ballaststoffe, 2 g Eiweiß, 1 g Fett

1 kleiner Rotkohl, zerteilt und fein geschnitten
7 g vielfach ungesättigte Margarine
250 ml kaltes Wasser
2 kleine Zwiebeln, gehackt
4 Nelken
1 Lorbeerblatt
2 EL trockener Wein
Salz und Pfeffer
200 g Kochäpfel, entkernt und in Scheiben geschnitten

Das Kraut im kochenden Wasser 2 Minuten blanchieren, dann absieben. Die Margarine zergehen lassen und das Kraut darin etwa 5 Minuten schwenken. Wasser, Zwiebeln, Nelken, das Lorbeerblatt, Wein, Salz und Pfeffer hinzufügen und alles 20 Minuten lang auf kleiner Flamme langsam kochen. Nelken und Lorbeerblatt entfernen und servieren.

Bohnen mit Liebstöckel

4 Portionen

Pro Portion: 180 kcal/770 kJ, 20 g (2 BE) Kohlenhydrate, 10 g Ballaststoffe, 10 g Eiweiß, 1 g Fett

30 ml/2 EL Maisöl
1 mittelgroße Zwiebel, gehackt
1 Knoblauchzehe, zerdrückt
1 EL gehackte Petersilie
1/2 TL gehacktes Liebstöckel
900 g Bohnen
Salz
Muskatnuß
140 ml Wasser

Das Öl heiß werden lassen. Den Zwiebel und die Knoblauchzehe darin leicht bräunen. Die übrigen Zutaten beifügen, fest zudecken und kochen, bis alles weich ist. Die noch vorhandene Flüssigkeit abgießen und servieren.

Gebackene Kartoffeln, mit Gemüse gefüllt

4 Portionen

Pro Portion: 550 kcal/2320 kJ, 90 g (9 BE) Kohlenhydrate, 22 g Ballaststoffe, 23 g Eiweiß, 13 g Fett

1000 g Kartoffeln, gewaschen
60 g Naturreis
115 g Bohnen, gequollen
1 Knoblauchzehe, zerdrückt
30 ml/2 EL Mais- oder Sonnenblumenöl
Salz und Pfeffer
85 g Edamer-Käse, gerieben
2 große Möhren/Karotten, in dünne Scheiben geschnitten
1 große Zwiebel, in dünne Ringe geschnitten
1 kleine grüne Paprikaschote, dünn geschnitten
1/2 mittelgroßer fester Weißkohlkopf, fein geschnitten
225 g frische Bohnensprossen
4 Tomatenscheiben
4 Zwiebelscheiben in Ringen
einige Petersilienstämme

Das Rohr auf 200° C/Gas Stufe 6 vorwärmen.

Die Kartoffeln etwa 1–1 1/4 Stunden im Rohr backen, bis sie weich sind. Den Reis (siehe Seite 37) und die Bohnen (siehe Seite 36) kochen. Die Bohnen pürieren, den Knoblauch, 1 EL Öl, Salz und Pfeffer in die Masse verrühren. Wenn die Kartoffeln fertig sind, halbieren, mit dem Löffel das Innere sorgfältig entfernen und mit der Bohnenmasse vermischen. In die Kartoffelhälften einfüllen, mit Käse bestreuen und im Rohr überbacken.

In der Zwischenzeit das restliche Öl erhitzen, die Möhren/Karotten, Zwiebel, Paprika und Kraut darin bei mäßiger Hitze unter ständigem Rühren erwärmen. Die Bohnensprossen und den gekochten Reis beifügen, würzen und 2 Minuten erwärmen. Mit den Kartoffeln, garniert mit Zwiebelringen und Tomatenscheiben, und mit Petersilie bestreut, servieren.

Gratinierter Gemüseflan

4 Portionen

Pro Portion: 540 kcal/2280 kJ, 60 g (6 BE) Kohlenhydrate, 14 g Ballaststoffe, 20 g Eiweiß, 27 g Fett

Teig:
200 g Vollkornmehl
100 g Kartoffelpüree
70 g vielfach ungesättigte Margarine
eine Prise Salz
Fülle:
2 mittelgroße gekochte Möhren/Karotten
2 mittelgroße Zwiebeln, gerieben
125 g gekochte Kartoffeln
200 g frische oder tiefgekühlte Bohnen
250 ml weiße Sauce (siehe Seite 118)
2 EL gehackte grüne und rote Paprikaschoten
1/2 TL Muskatblüte
1/2 TL Selleriesalz
1/4 TL Pfeffer
30 g Parmesan, gerieben
2 große Bund Brunnenkresse oder einige Salatblätter

Das Rohr auf 200° C/Gas Stufe 6 vorwärmen.
Für den Teig Mehl und Salz mischen, die Margarine hineinkneten, bis die Mischung bröckelig ist. Dann die gekochten Kartoffeln einkneten, bis sich der Teig zu einem festen Ball formen läßt. Zwischen Backpapier in der entsprechenden Größe ausrollen. Eine 23–25 cm große Tortenform damit auslegen und an den Seiten hochziehen. 15 Minuten im Rohr backen. Dann die Möhren/Karotten und Kartoffeln hacken, Zwiebeln und die Erbsen beifügen. Die heiße weiße Sauce mit Muskatblüte, Salz und Pfeffer abschmecken und mit der Gemüsemischung vermengen. In den gebackenen Tortenboden füllen, mit Käse bestreuen und unter dem heißen Grill bräunen. Heiß oder kalt auf Brunnenkresse oder Salatblättern servieren.

Makkaroni-Ratatouille

4 Portionen

Pro Portion: 320 kcal/1340 kJ, 40 g (4 BE) Kohlenhydrate, 10 g Ballaststoffe, 13 g Eiweiß, 11 g Fett

200 g gebrochene Vollkornmakkaroni
30 ml / 2 EL Maisöl
2 mittelgroße Zwiebeln, gehackt
1 Knoblauchzehe, zerdrückt
1 EL Oregano
1 EL Basilikum
4 mittelgroße Tomaten, kleinwürfelig geschnitten
4 kleine Zucchini, in Scheiben geschnitten
200 g junge Bohnen
125 ml Hühnerbrühe
Salz und Pfeffer
30 g Parmesan, gerieben

Das Rohr auf 180° C/Gas Stufe 4 vorwärmen
Die Makkaroni in Salzwasser 9–11 Minuten kochen und absieben. In der Zwischenzeit das Öl erhitzen, Zwiebeln und Knoblauch darin

langsam hellgold bräunen. Kräuter, Tomaten, Zucchini, Bohnen und die Hühnerbrühe hinzufügen, würzen und 5 Minuten leicht kochen lassen. Die gekochten Makkaroni mit dem Gemüse vermischen, in eine ofenfeste Form gießen, mit Käse bestreuen und zugedeckt im Rohr etwa 30–35 Minuten überbacken.

Okra Olympia

4–6 Portionen

4 Portionen
Pro Portion: 130 kcal/550 kJ, 10 g (1 BE) Kohlenhydrate, 10 g Ballaststoffe, 5 g Eiweiß, 7 g Fett

6 Portionen
Pro Portion: 90 kcal/360 kJ, 10 g (1 BE) Kohlenhydrate, 5 g Ballaststoffe, 3 g Eiweiß, 5 g Fett

680 g Okra, die Enden entfernt und in Scheiben geschnitten (frisch, tiefgefroren oder in Dosen)
30 ml/2 EL Maisöl
3 mittelgroße Zwiebeln, fein gehackt
5 mittelgroße Tomaten, kleinwürfelig geschnitten
1/2 Zitrone, in Scheiben geschnitten
Salz und Pfeffer
1 EL Oregano
1/4 TL brauner Zucker
90 ml/6 EL Wasser

Ist die Okra frisch, dann kurz in kochendem Salzwasser blanchieren und absieben. Das Öl heiß werden lassen und die Zwiebel darin langsam auf kleiner Flamme etwa 10 Minuten anbräunen. Okra hinzufügen und alles etwa 5 Minuten leicht kochen. Die übrigen Zutaten dazugeben, zudecken und 20 Minuten auf kleiner Flamme kochen. Würzen und mit warmem Vollkorntoast servieren.

Zwiebelkartoffeln

4 Portionen

Pro Portion: 250 kcal/1050 kJ, 60 g (6 BE) Kohlenhydrate, 7 g Ballaststoffe, 7 g Eiweiß, Fett vernachlässigt

4 mittelgroße Zwiebeln, in dünne Ringe geschnitten
Pfeffer
1000 g Kartoffeln in 5 mm starke Scheiben geschnitten
1/2 TL getrocknete, gemischte Kräuter
1 Würfel Fleischbrühe

Rechte Seite: Linsen-Erbsenbraten (oben, siehe Seite 73), Bohnenflan mit Rotkrautsalat (unten, siehe Seite 61).
Folgende Doppelseite: Holländischer Eintopf (siehe Seite 64).

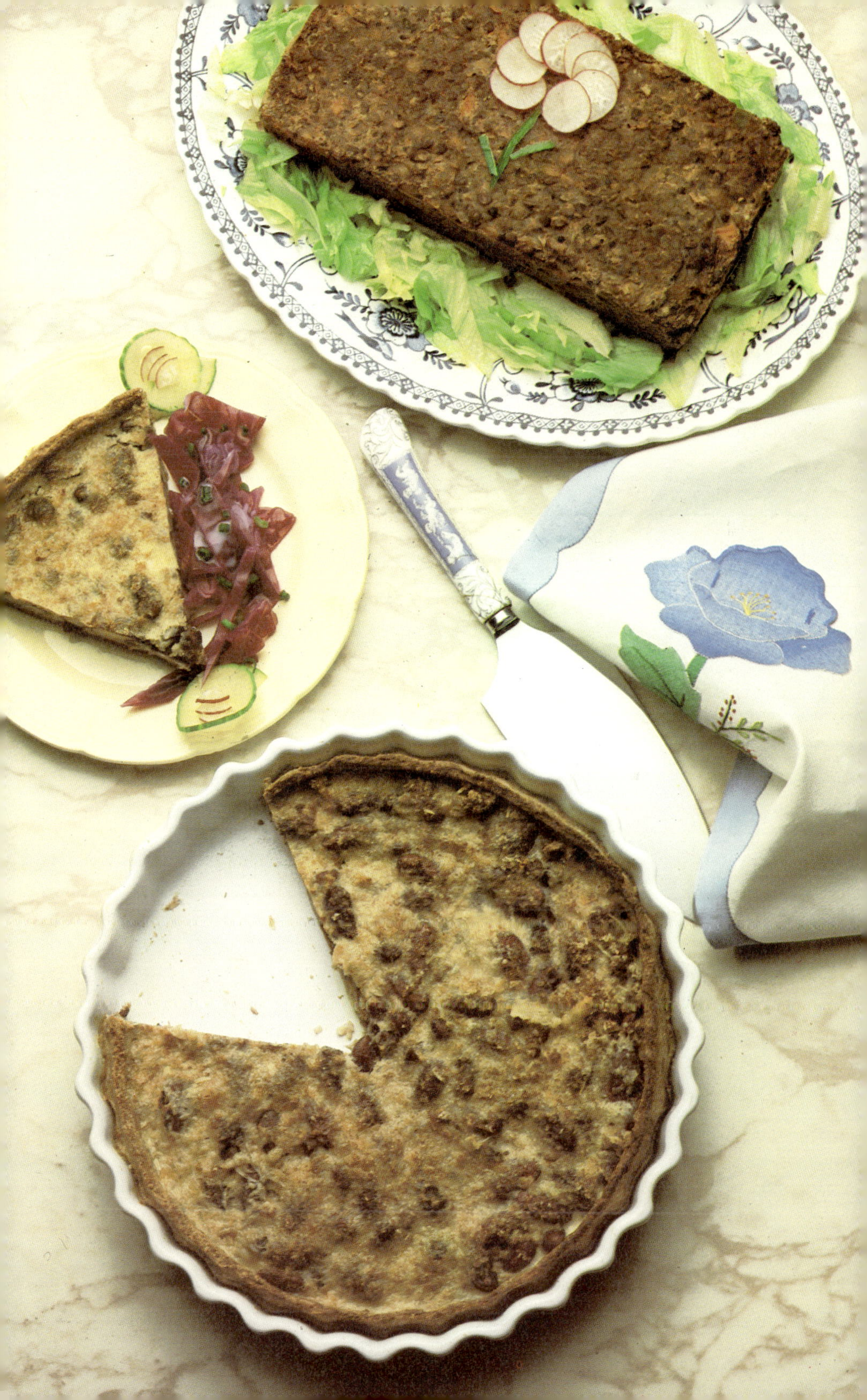

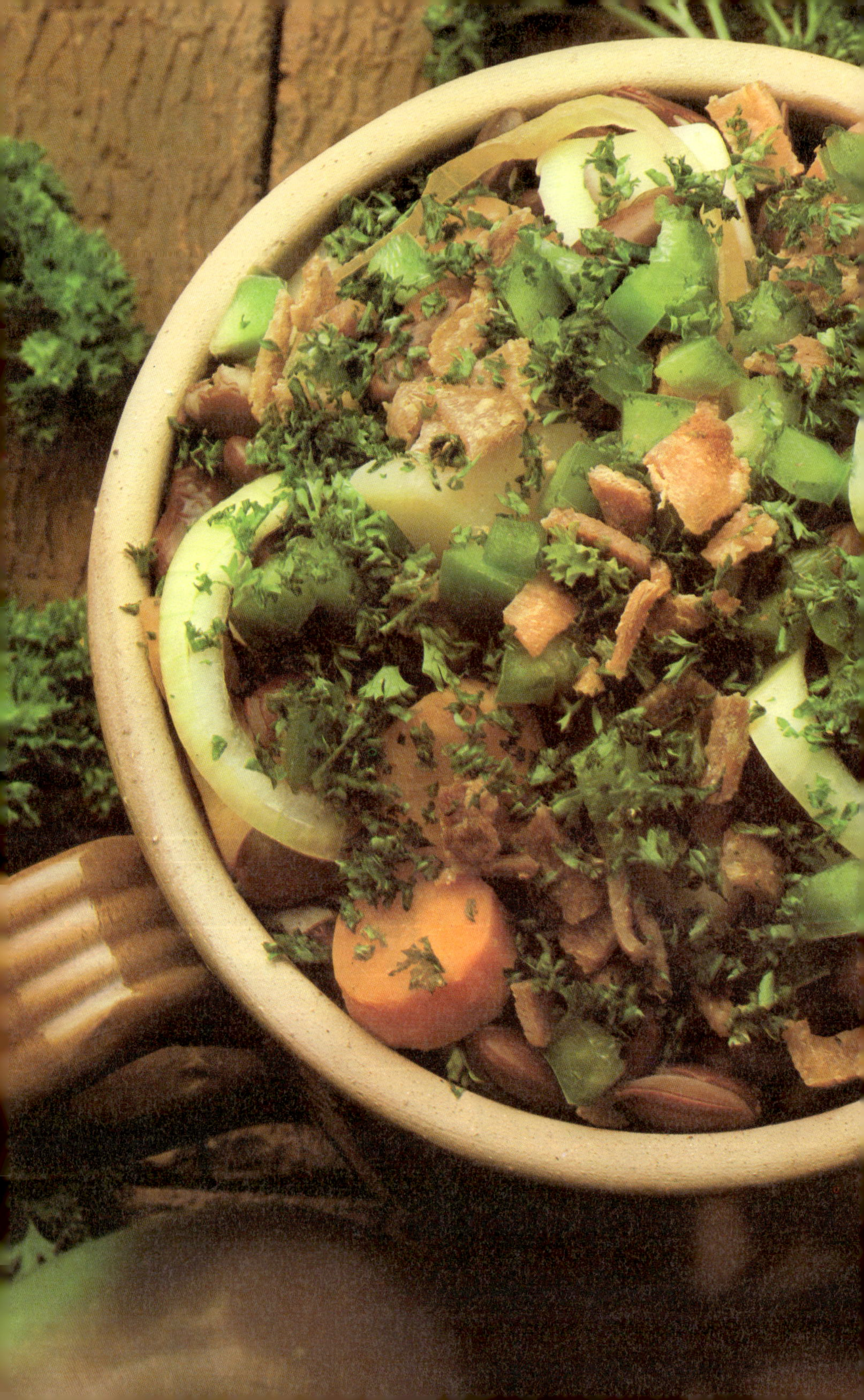

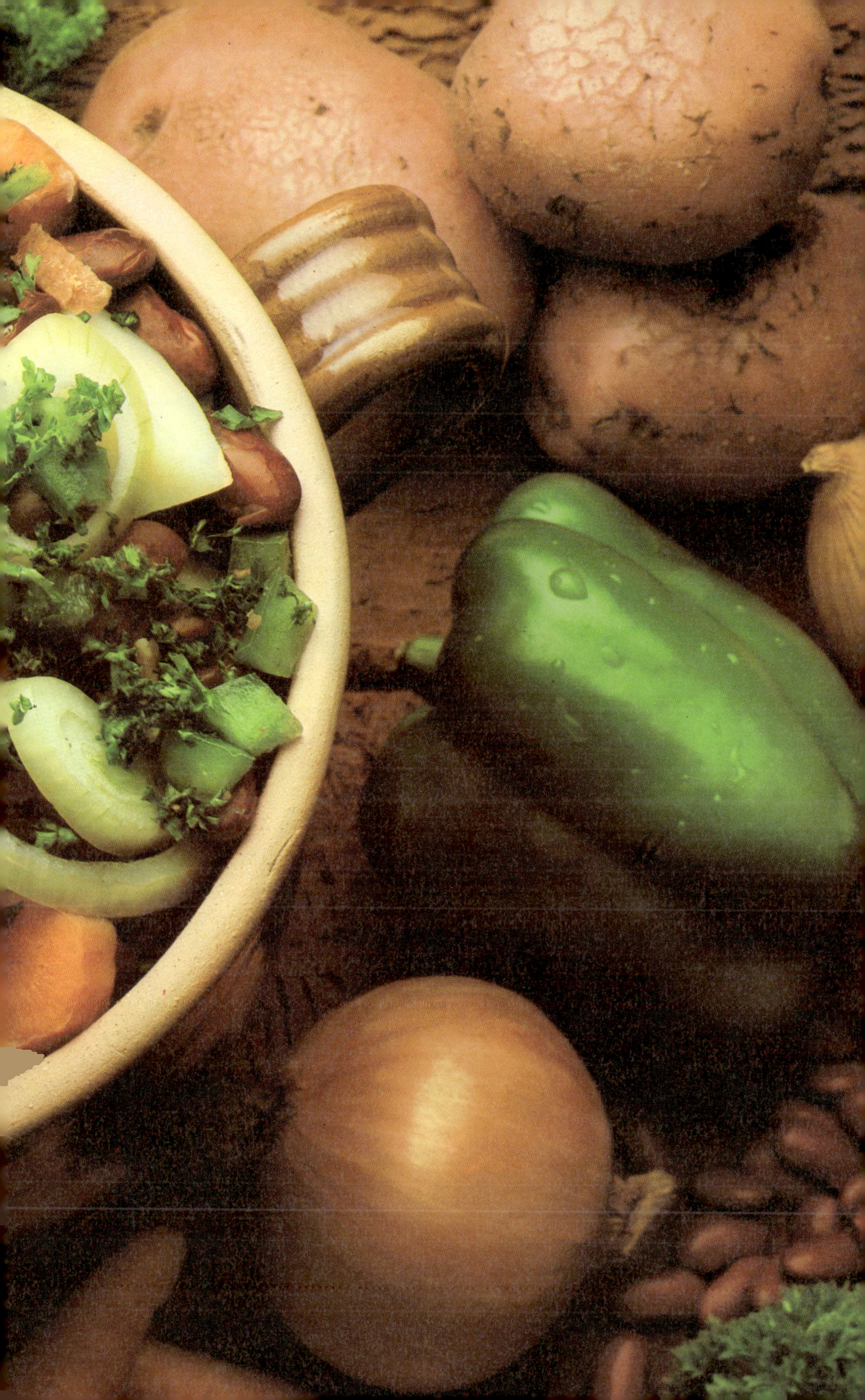

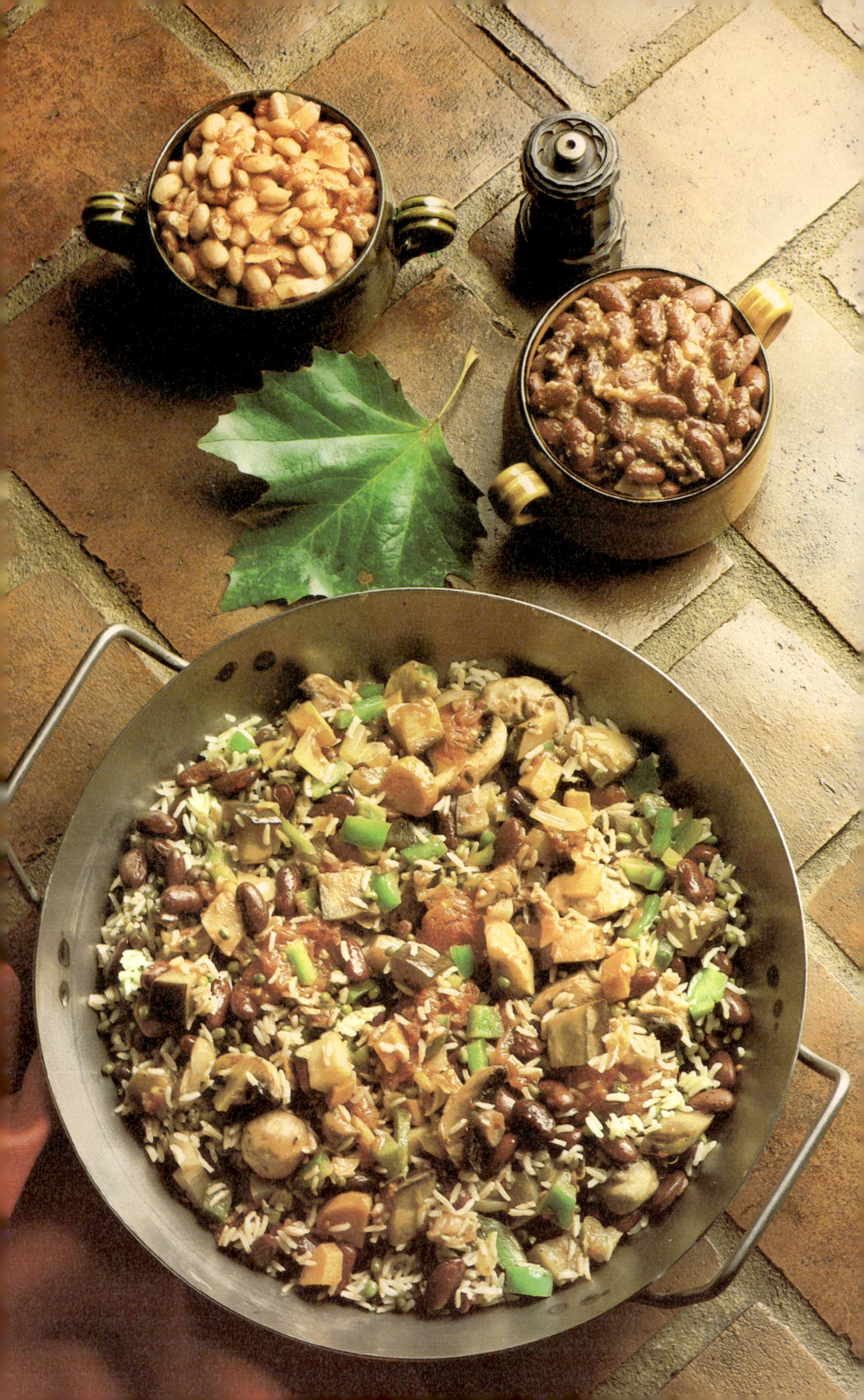

Eine feuerfeste Form mit den Zwiebelringen auslegen und ein wenig mit Pfeffer bestreuen. Die Kartoffelscheiben darauflegen, wieder pfeffern und mit Kräutern bestreuen. Den Rindsuppenwürfel in heißem Wasser auflösen und die Form etwa 2 1/2 cm hoch damit ausgießen. Zudecken und auf kleiner Flamme 30–35 Minuten kochen lassen, bis die Kartoffeln weich sind.

HÜLSENFRÜCHTE

Rote-Bohnen-Flan mit Rotkrautsalat

4–6 Portionen

6 Portionen
Pro Portion (Flan und Salat): 330 kcal/1400 kJ, 40 g (4 BE) Kohlenhydrate, 17 g Ballaststoffe, 23 g Eiweiß, 10 g Fett

Teig:
100 g Vollkornmehl
20 g Sojamehl
1/4 TL Knoblauchsalz
1 EL feingehackter Majoran (oder gemischte frische Kräuter)
30 g vielfach ungesättigte Margarine
15 ml / 1 EL geschlagenes Ei (von den Eiern der Fülle)

Fülle:
300 g rote (Kidney-)Bohnen, gequollen
2 kleine Eier, verrührt
140 ml Magermilch
2 EL gehackte Petersilie
1/2 TL Selleriesalz
1/2 TL Zwiebelsalz
Pfeffer
10 g Vollkornpaniermehl/Brösel
60 g Edamer (oder ähnlicher Käse), gerieben

Salat:
340 g Rotkraut, fein geschnitten
90 ml/6 EL Estragonessig
Salz und Pfeffer
15 ml/1 EL Zitronensaft
150 ml Magerjoghurt
3 EL Schnittlauch
60 g Gurken, in dünne Scheiben geschnitten (mit Schale)
60 g Radieschen, in dünne Scheiben geschnitten

Die Bohnen kochen und absieben.
Das Rohr auf 200° C/Gas Stufe 6 vorwarmen.

Für den **Teig** das Mehl und Knoblauchsalz mischen, die Margarine einkneten, ebenso die Kräuter, und mit etwa 15 ml/1 EL geschlagenem Ei zu einem steifen Teig formen. Dünn ausrollen und eine niedrige runde Form damit auslegen. 15 Minuten im Rohr backen.

Für die **Fülle** Milch, Petersilie, Pfeffer, Salz und das restliche geschlagene Ei verrühren und mit den Bohnen vermischen. In die Form

---

Scharfe mexikanische Bohnen (oben, siehe Seite 71), Chilli con carne (Mitte, siehe Seite 62), vegetarische Bohnenpaella (unten, siehe Seite 62).

gießen. Käse und Paniermehl/Brösel darüberstreuen. Wieder ins Rohr schieben und 30–40 Minuten goldbraun überbacken. Heiß oder kalt servieren.

Für den **Salat** das Kraut in kochendem Wasser blanchieren, absieben und mit kaltem Wasser abschrecken. Essig, Salz und Pfeffer vermischen und das Kraut darin etwa 1–1 1/2 Stunden unter mehrmaligem Umrühren durchziehen lassen. Danach, wenn nötig, absieben. Zitronensaft mit dem Joghurt verrühren, über das Kraut gießen und mit Schnittlauch bestreuen. Mit den Gurken- und Radieschenscheiben garnieren und zusammen mit dem Flan servieren.

Chilli con carne

4 Portionen

Pro Portion: 530 kcal/2240 kJ, 60 g (6 BE) Kohlenhydrate, 27 g Ballaststoffe, 37 g Eiweiß, 16 g Fett

30 ml/2 EL Maisöl
2 mittelgroße Zwiebeln, gehackt
1 Knoblauchzehe, zerdrückt
170 g mageres, würfelig geschnittenes Fleisch
20 g Vollkornmehl
25 ml / 1 1/2 EL Tomatenpüree
250 ml Brühe, heiß
1–3 TL Chillipulver
2–3 Spritzer Tabascosauce (nach Belieben)
400 g Tomaten in der Dose
450 g rote (Kidney-)Bohnen, gequollen
Salz
1 mittelgroße grüne Paprikaschote, gehackt

Das Öl erhitzen und darin Zwiebeln und Knoblauch 5 Minuten langsam anrösten. Das Fleisch in Mehl wälzen, in die Pfanne geben und mit den Zwiebeln unter ständigem Rühren anbräunen. Das Tomatenpüree mit der heißen Suppe vermischen und langsam in das Fleisch einrühren. Chillipulver, Tabascosauce, Tomaten und Bohnen hinzufügen und etwa 10 Minuten weiterkochen. Umrühren, zudecken und auf kleiner Flamme 1–1 1/4 Stunden kochen, bis die Bohnen weich sind. Gelegentlich umrühren. 10 Minuten vor dem Servieren salzen und die grünen Paprika dazugeben.

Variante

An Stelle der roten Bohnen kann auch eine andere Sorte verwendet werden. Die Kochzeit muß dann entsprechend angepaßt sein.

Vegetarische Bohnenpaella

4 Portionen

Pro Portion: 420 kcal/1770 kJ, 70 g (7 BE) Kohlenhydrate, 20 g Ballaststoffe, 16 g Eiweiß, 10 g Fett

100 g rote (Kidney-)Bohnen, gequollen
60 g andere Bohnen, gequollen
225 g langkörniger Naturreis
1 Rippe Stangensellerie, gehackt
1 mittelgroße grüne Paprikaschote, gehackt

450 ml Wasser
1 kleine Aubergine, in Würfel geschnitten
30 ml / 2 EL Maisöl
1 große Zwiebel, gehackt
1 Knoblauchzehe, zerdrückt
2 große Möhren/Karotten, würfelig geschnitten
300 g Tomaten in der Dose, abgegossen
115 g frische Champignons
Salz und Pfeffer
2 EL gehackte Petersilie

Die Bohnen kochen (siehe Seite 36). In der Zwischenzeit den Reis in Wasser mit 1 EL Salz 30 Minuten kochen (siehe Seite 37). Die Aubergine salzen, 20 Minuten ruhen lassen und dann abtrocknen. Das Öl erhitzen, Zwiebeln und Knoblauch 5 Minuten darin langsam anrösten. Aubergine, Sellerie, grüne Paprikaschote und Möhren/Karotten hinzufügen und bei gelegentlichem Umrühren 5 Minuten langsam weiterdünsten. Danach die Tomaten und Champignons dazugeben und weitere 5 Minuten langsam dünsten. Das Gemüse und die Bohnen vorsichtig mit dem Reis vermischen, wenn nötig nachwürzen und weitere 15 Minuten auf kleiner Flamme dünsten. Abdrehen und die Mischung weitere 10 Minuten warmstellen. Die Petersilie vorsichtig unterziehen und servieren.

Bäuerliches Gemüserisotto (siehe Seite 69)

4 Portionen

Pro Portion: 440 kcal/1850 kJ, 80 g (8 BE) Kohlenhydrate, 23 g Ballaststoffe, 4 g Eiweiß, 1 g Fett

200 g Bohnen, gequollen
15 ml / 1 EL Maisöl
1 mittelgroße Zwiebel, gehackt
1 Knoblauchzehe, zerdrückt
2 große Möhren/Karotten, würfelig geschnitten
140 g Steckrüben, würfelig geschnitten
1/2 TL Selleriesalz
1/4 TL Pfeffer
1 EL Majoran oder Salbeipulver
750 ml Brühe
200 g kurzkörniger Naturreis
200 g Erbsen
3 EL gehackte Petersilie
1 Bund Frühlingszwiebeln, grüne und weiße Teile, in Ringe geschnitten
30 g Parmesan, frisch gerieben

Die Bohnen kochen (siehe Seite 36). Das Öl erhitzen und darin Zwiebel und Knoblauch einige Minuten anrösten. Möhren/Karotten und Steckrüben hinzufügen und unter gelegentlichem Umrühren 3–4 Minuten weiterdünsten. Salzen, pfeffern und Majoran hinzufügen. Mit Wasser bedecken und etwa 20–25 Minuten weiterdünsten, bis das Gemüse fast weich ist. Absieben. Die Hälfte der Brühe zum Kochen bringen, den Reis eingießen und wieder zum Kochen bringen. Die Hitze reduzieren und den Rest der Brühe beifügen, bis der Reis fast weich – etwa 30–35 Minuten – und die Brühe aufgesaugt ist. Die Bohnen und das gekochte Gemüse beifügen und weitere 10 Minuten dünsten. Vom Feuer nehmen, nachwürzen und die Hälfte der Petersilie unterziehen. Auf einer heißen Platte anrichten, mit der übrigen Petersilie, den Frühlingszwiebeln und dem Käse bestreuen. Die Konsistenz sollte saftig und cremig sein.

Eine andere Möglichkeit ist, die Bohnen halbweich zu kochen und dann das Gemüse und den Reis hinzufügen. Da allerdings die Bohnen und der Reis verschiedene Kochzeiten haben, werden wahrscheinlich nur bei der ersten Methode die Bohnen richtig durchgekocht sein. Bei der zweiten Möglichkeit allerdings ist der Fettgehalt äußerst niedrig.

Variante

Viele andere Gemüsearten können verwendet werden: Kartoffeln in der Schale, würfelig geschnitten; Zucchini; grüne Bohnen; Lauch usw. Die Konsistenz wird sich vielleicht verändern, aber die frischen Gemüse geben ein köstliches Aroma.

Bohnen- und Gemüsekasserolle

4 Portionen

Pro Portion: 300 kcal/1240 kJ, 50 g (5 BE) Kohlenhydrate, 24 g Ballaststoffe, 20 g Eiweiß, 5 g Fett

300 g Bohnen, gequollen
15 ml / 1 EL Maisöl
1 große Zwiebel, feingehackt
1 Knoblauchzehe, zerdrückt
2 äußere Sellerierippen, fein gehackt
2 mittelgroße grüne Paprikaschoten, in Ringe geschnitten
2 mittelgroße Möhren/Karotten, geschnitten
45 ml / 3 EL Tomatenpüree
1 EL Oregano
4 EL gehackte Petersilie
Salz und Pfeffer
250 ml starke Brühe, heiß
6 mittelgroße Tomaten, halbiert

Die Bohnen kochen. Das Öl erhitzen und darin langsam Zwiebel und Knoblauch goldbraun anrösten. Sellerie, grüne Paprikaschote, Möhren/Karotten und Bohnen hinzufügen und auf kleiner Flamme etwa 10 Minuten weiterdünsten. Tomatenpüree, Kräuter, Salz, Pfeffer und Brühe hinzufügen und auf kleiner Flamme langsam 30 Minuten weiterdünsten. Die halbierten Tomaten mit der Schnittfläche nach oben darauflegen und nochmals 15 Minuten weiterdünsten lassen.

Es können die verschiedensten Bohnensorten verwendet werden.

Holländischer Eintopf (Siehe Seite 58–59)

4 Portionen

Pro Portion: 340 kcal/1430 kJ, 60 g (6 BE) Kohlenhydrate, 20 g Ballaststoffe, 23 g Eiweiß, 2 g Fett

225 g rote (Kidney-)Bohnen, gequollen (siehe Seite 36)
450 g Kartoffeln, würfelig geschnitten
2 mittelgroße Möhren/Karotten, würfelig geschnitten
20 g / 2 EL Vollkornmehl
Salz und Pfeffer
70 g magerer Speck, gegrillt und würfelig geschnitten
2 EL gehackte grüne Paprikaschote

2 mittelgroße Zwiebeln, in Ringe geschnitten
150 g Kochäpfel, entkernt und in Scheiben geschnitten
2 EL gehackte Petersilie

Die Bohnen in stark kochendem Wasser 10 Minuten kochen, die Flamme kleinstellen und 20 Minuten weiterkochen lassen. Das Gemüse hinzufügen, mit Wasser bis etwa 540 ml aufgießen und fest zudecken. 30–40 Minuten weiterkochen lassen, bis das Gemüse durch, aber nicht zu weich ist. Das Mehl mit etwas kaltem Wasser verrühren, etwas von der heißen Gemüseflüssigkeit hinzufügen und in das Gemüse einrühren. Wenn nötig salzen und pfeffern. Speck und Paprikaschote darüberstreuen, ebenso die Petersilie, und heiß servieren.

Obwohl nach dem Originalrezept der Speck darübergestreut wird, kann der Geschmack noch verbessert werden, wenn er zusammen mit der Petersilie und den anderen Kräutern nach Wahl etwa 1/4 Stunde vor dem Servieren eingerührt wird. Dann noch mit Petersilie und Paprika garnieren.

Risotto mit roten Bohnen

6 Portionen

Pro Portion: 370 kcal/1550 kJ, 60 g (6 BE) Kohlenhydrate, 11 g Ballaststoffe, 15 g Eiweiß, 7 g Fett

15 ml / 1 EL Maisöl
2 Scharlotten oder kleine Zwiebeln, fein gehackt
2 Knoblauchzehen, zerdrückt
1 mittelgroße Möhre/Karotte, würfelig geschnitten
2 Zucchini, geschnitten
2 große Rippen Stangensellerie, geschnitten
400 g langkörnigen Naturreis
1 l kochende Brühe
Salz und Pfeffer
300 g gekochte rote (Kidney-) Bohnen (150 g Trockengewicht)
60 g gegrillter magerer Speck, würfelig geschnitten
30 g Parmesan, gerieben

Das Öl erhitzen, darin Scharlotten oder Zwiebeln mit Knoblauch 5 Minuten langsam anrösten. Möhren/Karotten, Zucchini und Sellerie hinzufügen. Die Hitze reduzieren, zudecken und die Pfanne gut schütteln. Das Gemüse soll 5 Minuten im eigenen Saft dünsten. Den Reis einrühren und weitere 5 Minuten unter gelegentlichem Schütteln dünsten. Die kochende Brühe darübergießen, salzen, die Flamme kleiner drehen und 40 Minuten langsam weiterkochen. Wenn nötig, mehr Brühe hinzufügen und gelegentlich umrühren. Bohnen und Speck hinzufügen, weitere 10 Minuten langsam kochen lassen, bis die Bohnen und der Reis weich sind. Käse darüberstreuen und servieren.

Erbsen- und Lauchquiche

4–6 Portionen

4 Portionen
Pro Portion: 530 kcal/2230 kJ, 60 g (6 BE) Kohlenhydrate, 12 g Ballaststoffe, 25 g Eiweiß, 23 g Fett

6 Portionen
Pro Portion: 350 kcal/1490 kJ, 40 g (4 BE) Kohlenhydrate, 8 g Ballaststoffe, 17 g Eiweiß, 15 g Fett

Teig:
200 g Vollkornmehl
100 g gekochte, zerdrückte Kartoffel
70 g vielfach ungesättigte Margarine
1/4 TL Senfpulver
1/4 TL Knoblauchsalz
1/4 TL Selleriesalz

Fülle:
4 junge Lauchstengel, geschnitten
1 Knoblauchzehe, zerdrückt
250 ml Magermilch
2 kleine Eier
255 g gekochte junge Erbsen
100 g Magerkäse
1 TL Zwiebelsalz
Pfeffer
1 kleiner Bund Frühlingszwiebeln, gehackt
30 g Parmesan, gerieben

Das Rohr auf 200° C/Gas Stufe 6 vorwärmen.

Für den **Teig** Salz, Senfpulver und Mehl mischen. Wie auf Seite 54 für den gratinierten Gemüseflan weiterverarbeiten. Eine 20–25 cm runde Form auslegen, den Boden mit der Gabel mehrmals einstechen und 15 Minuten im Rohr backen. Aus dem Rohr entfernen und die Hitze auf 180° C/Gas Stufe 4 reduzieren.

In der Zwischenzeit die Milch erwärmen und den Lauch darin 5 Minuten kochen. Ei, Käse, Salz und Pfeffer verrühren und die Erbsen, Lauch und Milch beimengen. In die Form gießen, mit den Frühlingszwiebeln und dem Käse bestreuen.

50–55 Minuten im Rohr backen, bis die Fülle fest ist. Heiß oder kalt servieren.

Bohnengericht aus Neuengland

4 Portionen

Pro Portion: 470 kcal/1970 kJ, 70 g (7 BE) Kohlenhydrate, 26 g Ballaststoffe, 24 g Eiweiß, 10 g Fett

400 g Bohnen, gequollen (siehe Seite 36)
15 ml / 1 EL Öl
1 Knoblauchzehe, zerdrückt
400 g Maiskörner
1 kleine rote Paprikaschote, geschnitten
Salz und Pfeffer
250 ml Tomatensauce I (siehe Seite 119)

Die Bohnen kochen. Das Öl in einem großen Topf erhitzen und den Knoblauch und rote Paprikaschote 5 Minuten langsam anrösten. Bohnen und Maiskörner beifügen. Salzen und pfeffern. Gut durchmischen, zudecken und unter gelegentlichem Umrühren 10–15 Minuten weiterkochen. Mit der Tomatensauce servieren.

Bohnengulasch

4 Portionen

Pro Portion: 390 kcal/1640 kJ, 40 g (4 BE) Kohlenhydrate, 17 g Ballaststoffe, 18 g Eiweiß, 16 g Fett

225 g Bohnen, gequollen (siehe Seite 36)
60 ml / 4 EL Maisöl
2 große Zwiebeln, in Scheiben geschnitten
2 mittelgroße grüne Paprikaschoten, geschnitten
1 Knoblauchzehe, zerdrückt
800 g Tomaten aus der Dose
60 ml / 4 EL Tomatenpüree
4 TL Paprika
Salz und Pfeffer
160 ml Magerjoghurt

Die Bohnen kochen (siehe Seite 36). Das Öl erhitzen, die Zwiebel und Knoblauch darin 10–15 Minuten langsam anrösten. Grüne Paprikaschoten hinzufügen und weitere 5 Minuten anrösten. Die übrigen Zutaten, außer dem Joghurt, daruntermischen, zum Kochen bringen und weitere 15 Minuten dünsten, bis die Flüssigkeit fast verkocht ist. Kurz vor dem Servieren das Joghurt einrühren.

Bohnen mit Speck und Tomaten

4 Portionen

Pro Portion: 560 kcal/2350 kJ, 60 g (6 BE) Kohlenhydrate, 32 g Ballaststoffe, 38 g Eiweiß, 16 g Fett

450 g Bohnen, gequollen (siehe Seite 36)
15 g vielfach ungesättigte Margarine
4 Scharlotten oder kleine Zwiebeln, gehackt
1 Knoblauchzehe, zerdrückt
6 mittelgroße Tomaten, kleinwürfelig geschnitten
Salz und Pfeffer
250 ml Weißwein
140 g magerer Speck, gegrillt und würfelig geschnitten
2 TL Kerbel
60 g Vollkornpaniermehl/Brösel
15 ml / 1 EL Maisöl

Die Bohnen kochen. Die Margarine zergehen lassen, Zwiebeln und Knoblauch darin langsam anrösten. Die Tomaten, Salz, Pfeffer, den Weißwein und die Bohnen beifügen, wieder zum Kochen bringen und 10–15 Minuten auf kleiner Flamme weiterkochen lassen. Speck und Kerbel einrühren. In eine niedrige feuerfeste Form gießen, mit Paniermehl/Brösel bestreuen und einige Tropfen Öl darübergeben. Unter einen heißen Grill stellen, bis die Oberfläche knusprig ist.

Serviervorschläge:

Je nach Appetit kann dieses Gericht als Imbiß oder als Abendmahlzeit zusammen mit grünem Salat serviert werden.

Diabetiker mit höherem Kalorienbedarf können auch gekochten Naturreis als Beilage nehmen.

Bohnenkasserolle

4 Portionen

Pro Portion: 340 kcal/1450 kJ, 60 g (6 BE) Kohlenhydrate, 22 g Ballaststoffe, 16 g Eiweiß, 5 g Fett

15 ml / 1 EL Maisöl
2 mittelgroße Zwiebeln, gehackt
2 mittelgroße Möhren/Karotten, würfelig geschnitten
1 Knoblauchzehe, zerdrückt
200 g Bohnen, gequollen
200 g langkörnigen Naturreis, gewaschen
1 EL Basilikum
1 l Brühe
115 g Pilze, geschnitten
15 ml / 1 EL Miso- oder Sojasauce
Salz

Das Öl in einem großen Topf erhitzen und die Zwiebel darin goldgelb rösten. Die Möhren/Karotten und den Knoblauch dazugeben und zugedeckt langsam 5 Minuten kochen. Danach die Bohnen, Reis und Basilikum zugeben, die Brühe hineingießen, zum Kochen bringen und unter gelegentlichem Umrühren 10 Minuten lang kochen lassen. Dann die Hitze reduzieren und 40 Minuten dünsten, bis die Bohnen und Reis weich sind. Nun die Pilze, Miso- oder Sojasauce und Salz hinzufügen. Wieder zum Kochen bringen und 5 Minuten weiterdünsten lassen.

Gebackene Bohnenlasagne

4–6 Portionen

4 Portionen:
Pro Portion: 490 kcal/2060 kJ, 80 g (8 BE) Kohlenhydrate, 18 g Ballaststoffe, 24 g Eiweiß, 13 g Fett

6 Portionen
Pro Portion: 330 kcal/1380 kJ, 50 g (5 BE) Kohlenhydrate, 13 g Ballaststoffe, 16 g Eiweiß, 9 g Fett

225 g Vollkornlasagne
450 g Bohnen
45 ml / 3 EL Tomatenketchup
1 große Zwiebel, gehackt
2 Knoblauchzehen, zerdrückt
1 große Möhre/Karotte, grob geraspelt
200 g Tomaten in der Dose
Salz
30 g Parmesan, gerieben
1 EL Oregano

Sauce:
60 g Vollkornmehl
500 ml Magermilch
250 ml Gemüsewasser
40 g vielfach ungesättigte Margarine
Salz und Pfeffer

Das Rohr auf 190° C/Gas Stufe 5 vorwärmen.

Die Lasagne in Salzwasser halbgar kochen. Sorgfältig abgießen. Die Bohnen mit dem Ketchup vermischen. Zwiebel, Knoblauch, Möhren/Karotten und Tomaten in einen Kochtopf geben, etwas salzen, mit Wasser bedecken und langsam gar kochen. Abgießen, dabei die Kochflüssigkeit aufbewahren.

Für die **Sauce** das Mehl mit etwas Milch vermischen. Die restliche

---

Bohnenkuchen (oben, siehe Seite 71), bäuerliches Gemüserisotto (unten, siehe Seite 63).

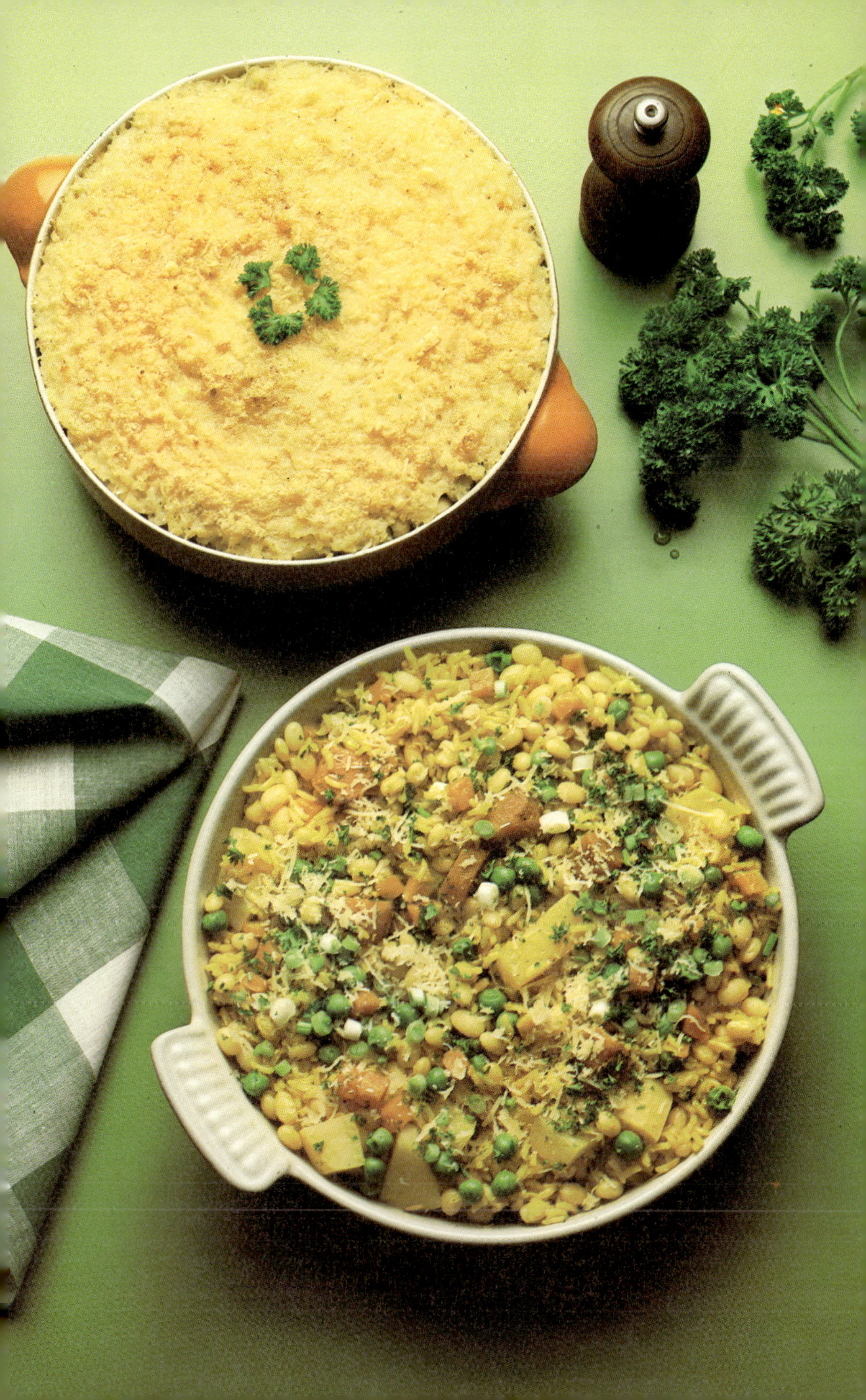

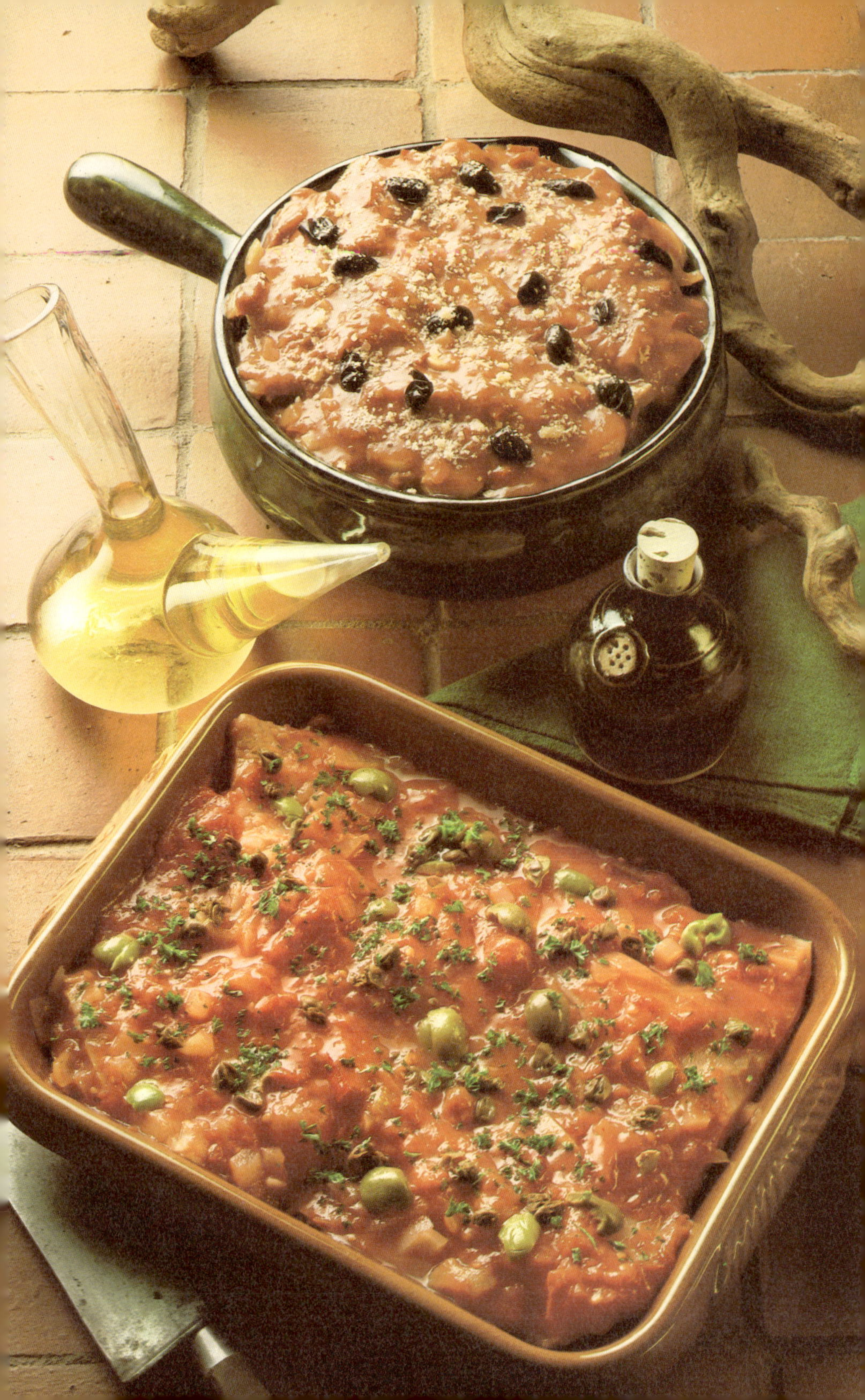

Milch mit dem Wasser zum Kochen bringen und langsam die Mehl-Milch-Flüssigkeit einrühren. Dem Gemüse beifügen, dazu Margarine und Oregano geben, würzen und langsam einige Minuten dünsten lassen. In eine feuerfeste Kasserolle eine Lage Gemüse schichten, dann eine Lage Lasagneblätter, eine Lage Bohnen und darüber eine Lage Sauce. Beliebig wiederholen und mit einer Lage Sauce abschließen. Käse darüberstreuen und im vorgewärmten Rohr 35–40 Minuten backen.

Scharfe (mexikanische) Bohnen (Siehe Seite 60)

4 Portionen

Pro Portion: 210 kcal/890 kJ, 30 g (3 BE) Kohlenhydrate, 16 g Ballaststoffe, 14 g Eiweiß, 5 g Fett

15 ml / 1 EL Maisöl
225 g gescheckte (mexikanische) Bohnen, gequollen
2 mittelgroße Zwiebeln, gehackt
1 Knoblauchzehe, zerdrückt
6 mittelgroße Tomaten
1/4 TL Chillipulver
ein Spritzer Tabascosauce
1 1/2 EL Oregano
Salz und Pfeffer

Die Bohnen kochen. Das Öl erhitzen und darin Zwiebeln und Knoblauch 10 Minuten langsam anrösten. Die übrigen Zutaten beifügen. Sehr vorsichtig das Chillipulver einrühren – weniger als 1/4 TL ist für mehrere Personen ausreichend – wieder zum Kochen bringen, die Bohnen dazugeben und zugedeckt etwa 20 Minuten langsam weiterkochen.

Bohnenkuchen

4 Portionen

Pro Portion: 520 kcal/2190 kJ, 90 g (9 BE) Kohlenhydrate, 33 g Ballaststoffe, 33 g Eiweiß, 6 g Fett

225 g rote (Kidney-)Bohnen, gequollen
225 g gescheckte Bohnen, gequollen
1 mittelgroße Zwiebel, gehackt
115 g Champignons, geschnitten
1 mittelgroße grüne Paprikaschote, gehackt
1 mittelgroße rote Paprikaschote, gehackt
400 g Tomaten aus der Dose
1 EL Oregano oder gemischte Kräuter
Salz und Pfeffer
Hühnerbrühe
Kruste:
680 g zerdrückte gekochte Kartoffeln gemischt mit
60 ml / 4 EL Magermilch
60 g Edamer oder ähnlicher Käse, gerieben

Das Rohr auf 200° C/Gas Stufe 6 vorwärmen.
Beide Bohnensorten 1/2 Stunde langsam kochen.

Provenzalischer Thunfisch (oben, siehe Seite 76), gebackener spanischer Fisch (unten, siehe Seite 77).

Die Bohnen und das Gemüse, außer den Kartoffeln, in Lagen in eine feuerfeste Form füllen. Zwischen den Lagen jeweils mit Salz, Pfeffer und den Kräutern würzen. Genügend Brühe, die die Mischung fast bedecken soll, beifügen. Das Kartoffelpüree darüberstreichen und mit Käse bestreuen. 40–45 Minuten im Rohr backen, bis die Oberfläche leicht gebräunt ist.

Gebackene Linsen

4 Portionen

Pro Portion: 350 kcal/1470 kJ, 50 g (5 BE) Kohlenhydrate, 15 g Ballaststoffe, 25 g Eiweiß, 8 g Fett

15 ml / 1 EL Maisöl
2 Scharlotten oder kleine Zwiebeln, gehackt
300 g Linsen
4 mittelgroße Tomaten, kleinwürfelig geschnitten
kochendes Wasser (siehe Kochanweisung)
1 Lorbeerblatt
1/2 TL Senf/Mostrich
60 g Edamer-Käse, gerieben
10 g Vollkornparniermehl/Brösel
900 g Sellerie, gehackt
2 EL gehackte Petersilie

Das Öl erhitzen und darin die Scharlotten oder Zwiebeln langsam glasig anrösten. Die Linsen hinzufügen, die Hitze reduzieren und unter ständigem Rühren 5 Minuten lang kochen. Die Tomaten dazugeben und zugedeckt einige Minuten über kleiner Flamme dünsten. Mit kochendem Wasser aufgießen, so daß alles gerade bedeckt ist, umrühren und auf kleiner Flamme etwa 20 Minuten weiterdünsten lassen, bis das Wasser verkocht ist.

Das Backrohr auf 200° C/Gas Stufe 6 vorwärmen.

Den Topf vom Feuer nehmen. Lorbeerblatt, Salz, Pfeffer und Käse hineinrühren. 3 EL Käse zum Bestreuen zurückbehalten.

In eine feuerfeste Form füllen, mit dem Paniermehl/Bröseln und dem restlichen Käse bestreuen. 30–40 Minuten im Rohr backen. Das Lorbeerblatt entfernen.

In der Zwischenzeit den Sellerie kochen. Mit Petersilie bestreuen und zusammen mit den Linsen servieren.

Vegetarischer Linsen-Käse-Kuchen

4 Portionen

Pro Portion: 560 kcal/2350 kJ, 80 g (8 BE) Kohlenhydrate, 15 g Ballaststoffe, 27 g Eiweiß, 17 g Fett

200 g Linsen
115 g gelbe Erbsen
30 ml / 2 EL Maisöl
2 mittelgroße Zwiebeln, gehackt
4 Rippen Stangensellerie, fein gehackt
2 mittelgroße Möhren/Karotten, grob gehobelt
Salz und Pfeffer
4 mittelgroße Tomaten, würfelig geschnitten
Kruste:
1 EL gehackte Zwiebel aus den Zutaten
570 g zerdrückte gekochte Kartoffeln

1 kleine grüne Paprikaschote, gehackt
1 Knoblauchzehe, zerdrückt
1/4 TL Cayennepfeffer
1/2 EL gemischte Kräuter
60 g Cheddar (oder anderer würziger Käse), gerieben
15 g vielfach ungesättigte Margarine
60 ml / 4 EL Magermilch
1/4 TL geriebene Muskatnuß

Die Linsen 15 Minuten kochen, die Erbsen hinzufügen und beide weitere 30 Minuten kochen, bis sie weich sind.

In der Zwischenzeit das Öl erhitzen und darin die Zwiebel langsam 5 Minuten anrösten (1 EL Zwiebeln zum Bestreuen aufheben). Das Gemüse dazugeben und auf kleiner Flamme 15–20 Minuten dünsten.

Das Rohr auf 200° C/Gas Stufe 6 vorwärmen.

Die Linsen-Bohnenmischung absieben und leicht zerdrücken. Gemüse, Kräuter dazugeben, salzen und pfeffern. In eine große flache Kuchenform gießen und mit Tomatenscheiben belegen. Für die Kruste die leicht gerösteten Zwiebel, 3 EL Milch (ein wenig zum Bestreichen zurückbehalten), Käse, Salz und Pfeffer in die zerdrückten Kartoffeln gut einrühren. Die Mischung über die Tomatenscheiben streichen und mit der restlichen Milch bepinseln. Im Rohr 30 Minuten backen.

Linsen-Erbsen-Braten

4–6 Portionen

4 Portionen
Pro Portion: 300 kcal/1240 kJ, 30 g (3 BE) Kohlenhydrate, 12 g Ballaststoffe, 18 g Eiweiß, 11 g Fett

6 Portionen
Pro Portion: 200 kcal/830 kJ, 20 g (2 BE) Kohlenhydrate, 8 g Ballaststoffe, 12 g Eiweiß, 7 g Fett

100 g Erbsen
100 g Linsen
6 EL gehackte Petersilie
1/2 TL trockene gemischte Kräuter
500 ml Brühe oder Gemüsewasser
30 ml / 2 EL Maisöl
1 mittelgroße Zwiebel, gehackt
2 EL gehackte grüne Paprikaschote
2 mittelgroße Möhren/Karotten, würfelig geschnitten
2 Rippen Stangensellerie, gehackt
1 Knoblauchzehe, zerdrückt
1 Ei, geschlagen
30 g Kleieflocken
60 g kleingehackter gekochter Schinken
Salz und Pfeffer

Das Rohr auf 190° C/Gas Stufe 5 vorwärmen.

Die Linsen zusammen mit den Erbsen und den Kräutern in der Brühe oder dem Gemüsewasser kochen, bis sie weich sind und die Flüssigkeit verkocht ist.

Das Öl in einem großen Topf heiß werden lassen und darin langsam das übrige Gemüse unter gelegentlichem Umrühren, zugedeckt, etwa 20–25 Minuten dünsten. Das Gemüse sollte leicht angebräunt sein. Dann in die Linsen-Bohnen-Mischung einrühren. Das Ei mit den Kleieflocken und gehacktem Schinken vermischen und gut würzen. In eine für 450 g vorgesehene, ausgefettete Form geben, mit Alufolie zudecken und 40–45 Minuten backen.

Serviervorschläge

Wird das Gericht warm serviert, kann Tomatensauce I (siehe Seite 119) oder jedes andere frische Gemüse als Beilage dienen. Wird es kalt serviert, kann es mit Radieschenscheiben und dünnen Paprikascheiben garniert und mit grünem Salat gereicht werden.

FISCH, GEFLÜGEL UND FLEISCH

FISCH

Knusprige Fischpastete

4 Portionen

Pro Portion: 360 kcal/1510 kJ, 40 g (4 BE) Kohlenhydrate, 6 g Ballaststoffe, 24 g Eiweiß, 12 g Fett

340 g Weißfischfilets
15 g vielfach ungesättigte Margarine
20 g / 2 EL Vollkornmehl
250 ml heiße Magermilch
30 ml / 2 EL Tomatenketchup
Salz und Pfeffer
225 g Maiskörner
180 g geschnittenes Vollkornbrot
bestrichen mit
30 g vielfach ungesättigter Margarine
30 ml / 2 EL Magermilch

Das Rohr auf 200°C/Gas Stufe 6 vorwärmen.

Den Fisch in Milch pochieren, bis er weich ist. Den Fisch herausnehmen und vorsichtig in Stücke zerteilen. Margarine auf kleiner Flamme zergehen lassen und das Mehl einrühren. Von der Flamme nehmen und langsam die heiße Milch einrühren. Wieder zum Kochen bringen und unter ständigem Rühren die Sauce eindicken. Weiterrühren und 2 Minuten weiterkochen lassen. Tomatenketchup, Salz und Pfeffer, Maiskörner und den Fisch dazugeben. In eine 1 l fassende feuerfeste Form gießen. Jede Brotschnitte in vier Dreiecke schneiden und mit der Fettseite nach oben auf die Fischmischung legen. Mit kalter Magermilch bestreichen und 25–30 Minuten im Rohr backen, bis das Brot knusprig ist.

Geräucherte Fischlasagne

6–8 Portionen

6 Portionen
Pro Portion: 410 kcal/1740 kJ, 60 g (6 BE) Kohlenhydrate, 8 g Ballaststoffe, 31 g Eiweiß, 9 g Fett

8 Portionen
Pro Portion: 310 kcal/1310 kJ, 40 g (4 BE) Kohlenhydrate, 6 g Ballaststoffe, 23 g Eiweiß, 7 g Fett

300 g Vollkornlasagne
450 g geräucherter Schellfisch
1 Lorbeerblatt
Petersilie
500 ml Magermilch
Pfeffer
4 Rippen Stangensellerie, gehackt
225 g Maiskörner

Sauce:
80 g Vollkornmehl
45 g vielfach ungesättigte Margarine

Die Lasagneblätter in Salzwasser halbgar kochen. Sorgfältig absieben.

Das Rohr auf 190°C/Gas Stufe 5 vorwärmen.

Den Schellfisch zusammen mit dem Lorbeerblatt, Petersilie, Milch und Pfeffer kochen, bis der Fisch zu zerfallen beginnt. Absieben und die Flüssigkeit aufheben. Die Kräuter entfernen. Den Fisch von Haut und Gräten befreien und zerteilen.

Während der Fisch und die Lasagne kochen, die Sellerie kochen. Absieben und 450 ml Wasser für die Sauce aufheben. Den zerteilten Fisch, die Sellerie und die Maiskörner vermengen. Die Sauce (siehe Seite 68) anrühren, wobei die Milch und Gemüsewasser verwendet werden. In eine feuerfeste Form eine Lage Fisch, eine Lage Lasagne und eine Lage Sauce schichten. Zweimal wiederholen und schließlich mit der restlichen Sauce übergießen.*

30–35 Minuten im Rohr überbacken.

Gericht aus Reis, Fisch und Eiern

4 Portionen

Pro Portion: 300 kcal/1270 kJ, 30 g (3 BE) Kohlenhydrate, 3 g Ballaststoffe, 19 g Eiweiß, 12 g Fett

170 g Naturreis
225 g gekochter geräucherter Fisch ohne Haut und Gräten, zerpflückt
15 g vielfach ungesättigte Margarine
Salz und Pfeffer
1 hartgekochtes Ei, Eigelb und Eiweiß separat gehackt
2 EL gehackte Petersilie

Den Reis kochen (siehe Seite 37). Mit dem Fisch, Margarine und Salz und Pfeffer gut durchmischen. Auf Tellern anrichten. Mit gehacktem Eidotter, Eiweiß und Petersilie bestreuen.

* Das Gericht kann bis hierher vorbereitet und zugedeckt in der Kühltruhe aufbewahrt werden. Dann jedoch mit 40–45 Minuten Backzeit rechnen.

Gefüllte Seezunge (überbacken)

4 Portionen

Pro Portion: 150 kcal/630 kJ, 10 g (1 BE) Kohlenhydrate, 2 g Ballaststoffe, 20 g Eiweiß, 5 g Fett

400 g Seezunge ohne Haut
30 ml / 2 EL Magermilch
15 g Vollkornpaniermehl/ Brösel
15 g vielfach ungesättigte Margarine
1 EL gehackte Petersilie
Zitronenviertel

Fülle:
30 g Vollkornpaniermehl/ Brösel
3 große Frühlingszwiebeln, einschließlich grüner Teile
30 g Shrimps, gehackt
Salz und Pfeffer
30 ml / 2 EL Magermilch

Das Rohr auf 180°C/Gas Stufe 4 vorwärmen.

Eine beschichtete oder mit Margarine befettete Form mit 2 Fischfilets, enthäutete Seite nach oben, auslegen. Die trockenen Zutaten für die Fülle mischen und mit Milch binden. Den Fisch damit bestreichen und dann mit den übrigen Fischfilets zudecken. Mit Milch bepinseln und Paniermehl/Brösel darüberstreuen. Mit Margarineflocken belegen und im Rohr 20–25 Minuten backen. Petersilie und Zitronenviertel als Garnierung.

Provenzalischer Thunfisch (Siehe Seite 70)

4–6 Portionen

4 Portionen
Pro Portion: 450 kcal/1880 kJ, 50 g (5 BE) Kohlenhydrate, 8 g Ballaststoffe, 21 g Eiweiß, 18 g Fett
6 Portionen
Pro Portion: 300 kcal/1250 kJ, 40 g (4 BE) Kohlenhydrate, 6 g Ballaststoffe, 14 g Eiweiß, 12 g Fett

15 ml / 1 EL Maisöl
3 mittelgroße Zwiebeln, geschnitten
1 Knoblauchzehe, zerdrückt
450 g Tomaten, grobwürfelig geschnitten
2 EL gehackte Petersilie
frischer Estragon
1 1/2 EL Oregano
Salz und Pfeffer
900 g Kartoffeln, in große Würfel geschnitten
200 g Thunfisch in der Dose, ohne Öl, zerpflückt
30 ml / 2 EL Zitronensaft
12 dunkle Oliven, entkernt und halbiert
30 g Parmesan, gerieben

Das Rohr auf 190°C/Gas Stufe 5 vorwärmen.

Das Öl erhitzen und darin die Zwiebeln und Knoblauch langsam 5 Minuten anrösten. Tomaten, Kräuter, Salz und Pfeffer dazugeben und weitere 1–2 Minuten dünsten. Die Kartoffeln in eine feuerfeste Form legen, mit der Hälfte des Thunfisches, Zitronensaft und der Hälfte der Tomatenmischung belegen. Die Schichten wiederholen. Zudecken und 1 1/2 Stunden backen, bis die Kartoffeln weich sind. Den Deckel entfernen, mit Oliven und Käse bestreuen, servieren.

Überbackener Fisch

4 Portionen

Pro Portion: 300 kcal/1270 kJ, 20 g (2 BE) Kohlenhydrate, 7 g Ballaststoffe, 15 g Eiweiß, 20 g Fett

15 ml / 1 EL Maisöl
1 mittelgroße Zwiebel, gehackt
1 Knoblauchzehe, zerdrückt
2 mittelgroße grüne Paprikaschoten, in Streifen geschnitten
115 g Champignons, geschnitten
2 mittelgroße Tomaten
225 g Makrele, zerpflückt

Kruste:
30 g vielfach ungesättigte Margarine
60 g / 6 EL Vollkornmehl
30 g / 4 EL Kleieflocken
Salz und Pfeffer

Das Rohr auf 180°C/Gas Stufe 4 vorwärmen.

Das Öl erhitzen und darin die Zwiebel und Knoblauch langsam glasig werden lassen. Paprikaschoten, Champignons und Tomaten hinzufügen. Salzen, pfeffern und langsam 5 Minuten dünsten. Von der Flamme entfernen. Die Hälfte der Mischung in eine feuerfeste Form schütten, mit Fisch belegen und mit dem Rest der Gemüsemischung zudecken.

Für die Kruste die Margarine mit den trockenen Zutaten vermischen, salzen und über die Gemüsemischung streuen. 20–30 Minuten im Rohr goldbraun backen.

Gebackener spanischer Fisch

(siehe Seite 70)

4 Portionen

Pro Portion: 140 kcal/590 kJ, 10 g (1 BE) Kohlenhydrate, 2 g Ballaststoffe, 19 g Eiweiß, 2 g Fett

5 ml / 1 TL Maisöl
1 große Zwiebel, gehackt
400 g Tomaten in der Dose
Salz und Pfeffer
1 1/2 TL Majoran
1/2 rote Paprikaschote, gehackt
125 ml trockener Weißwein
5 g / 2 EL Maismehl
6 grüne Oliven, entkernt und geschnitten
1 EL Kapern
1 EL gehackte Petersilie
400 g Fischfilet

Das Öl erhitzen und darin langsam die Zwiebel glasig rühren. Tomaten, Majoran, Salz, Pfeffer und Wein hinzufügen. Zudecken und 20 Minuten dünsten lassen. Das Rohr auf 200°C/Gas Stufe 6 vorwärmen. Das Maismehl mit 15 ml / 1 EL Wasser verrühren, zu den Tomaten geben und 2 Minuten weiterdünsten. Oliven, Kapern und Petersilie hinzufügen. Den Fisch in eine feuerfeste, ausgefettete Form legen und die Sauce darübergießen. 20–25 Minuten backen – oder bis sich der Fisch leicht zerteilen läßt, wobei mit der Sauce nach 10 Minuten übergossen wird; kurz vor dem Servieren nochmals. Dann mit den restlichen Oliven, Kapern und Petersilie garnieren.

Fisch mit Scharlotten und Knoblauch

4 Portionen

Pro Portion: 150 kcal/620 kJ, Kohlenhydrate vernachlässigt (0 BE), 1 g Ballaststoffe, 18 g Eiweiß, 4 g Fett

15 ml / 1 EL Maisöl
2 TL gehackte Petersilie
2 Scharlotten oder kleine Zwiebeln, fein gehackt
400 g Fischfilet, enthäutet
Salz und Pfeffer
1 Knoblauchzehe, zerdrückt
2 mittelgroße Tomaten, in Scheiben geschnitten
125 ml Weißwein
10 g / 3 EL Vollkornpaniermehl/ Brösel

Das Rohr auf 180°C/Gas Stufe 4 vorwärmen.

Eine feuerfeste Form, die groß genug für die Fischfilets ist, erwärmen und leicht mit Öl befetten. Den Boden mit Petersilie und 1 TL Scharlotten oder Zwiebeln bestreuen. Etwa 5 Minuten ziehen lassen, damit der Geschmack sich vermischt. Dann die Form mit dem Fisch auslegen, salzen, pfeffern und mit dem Knoblauch und den restlichen Scharlotten oder Zwiebeln bestreuen. Jedes Fischfilet mit einer Tomatenscheibe belegen. Den Weißwein darübergießen, mit dem restlichen Öl besprühen und Paniermehl/Brösel darüberstreuen. 15–20 Minuten im vorgewärmten Rohr überbacken.

Fischtorte

4–6 Portionen

4 Portionen
Pro Portion: 390 kcal/1640 kJ, 70 g (7 BE) Kohlenhydrate, 19 g Ballaststoffe, 26 g Eiweiß, 3 g Fett

6 Portionen
Pro Portion: 260 kcal/1090 kJ, 50 g (5 BE) Kohlenhydrate, 12 g Ballaststoffe, 17 g Eiweiß, 2 g Fett

200 g Bohnen, gequollen
200 g gekochten Weißfisch, zerpflückt
15 ml / 1 EL Zitronensaft
2 EL gehackte Petersilie
225 g Mischgemüse
275 ml Spargelsuppe aus der Dose
4 mittelgroße Tomaten, in dünne Scheiben geschnitten
Kruste:
680 g heiße zerdrückte Kartoffel
90 ml / 6 EL Magermilch

Die Bohnen kochen und dann leicht mit der Gabel zerdrücken. Mit dem Fisch, Zitronensaft, Petersilie und dem Mischgemüse vermengen. Die Spargelsuppe erhitzen, die Gemüse-Fischmischung einrühren und 5–10 Minuten erwärmen. In eine heiße Form gießen und mit Tomatenscheiben belegen. Die Kartoffeln mit 60 ml/4 EL Milch pürieren und die Tomaten damit bedecken. Mit der restlichen Milch die Kartoffeln bestreichen und unter dem heißen Grill bräunen.

Rechte Seite: Lammtopf (oben, siehe Seite 88), Schweinefleisch mit Erbsen und Reis (unten, siehe Seite 93).
Folgende Doppelseite: Chinesisches Huhn (siehe Seite 85).

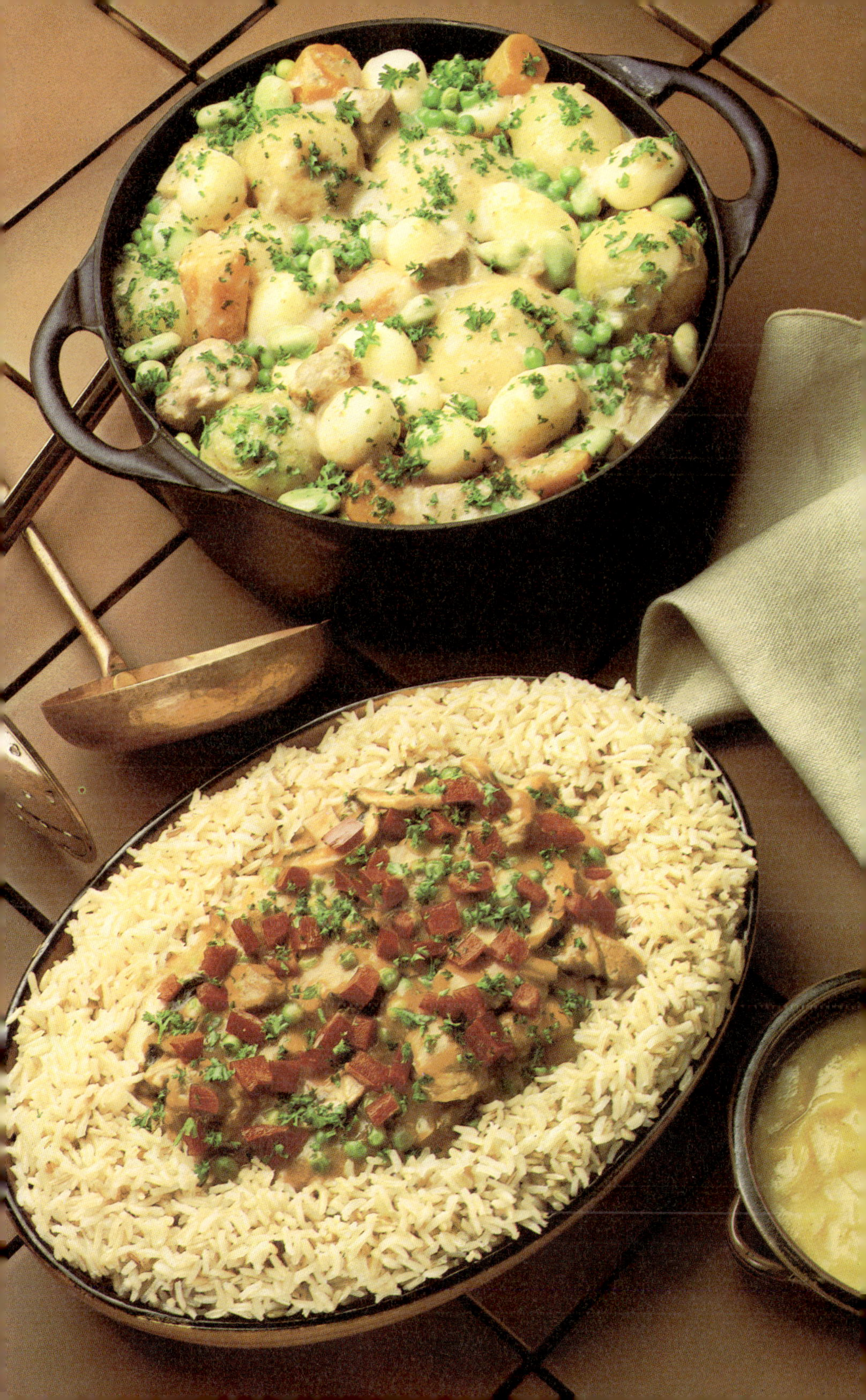

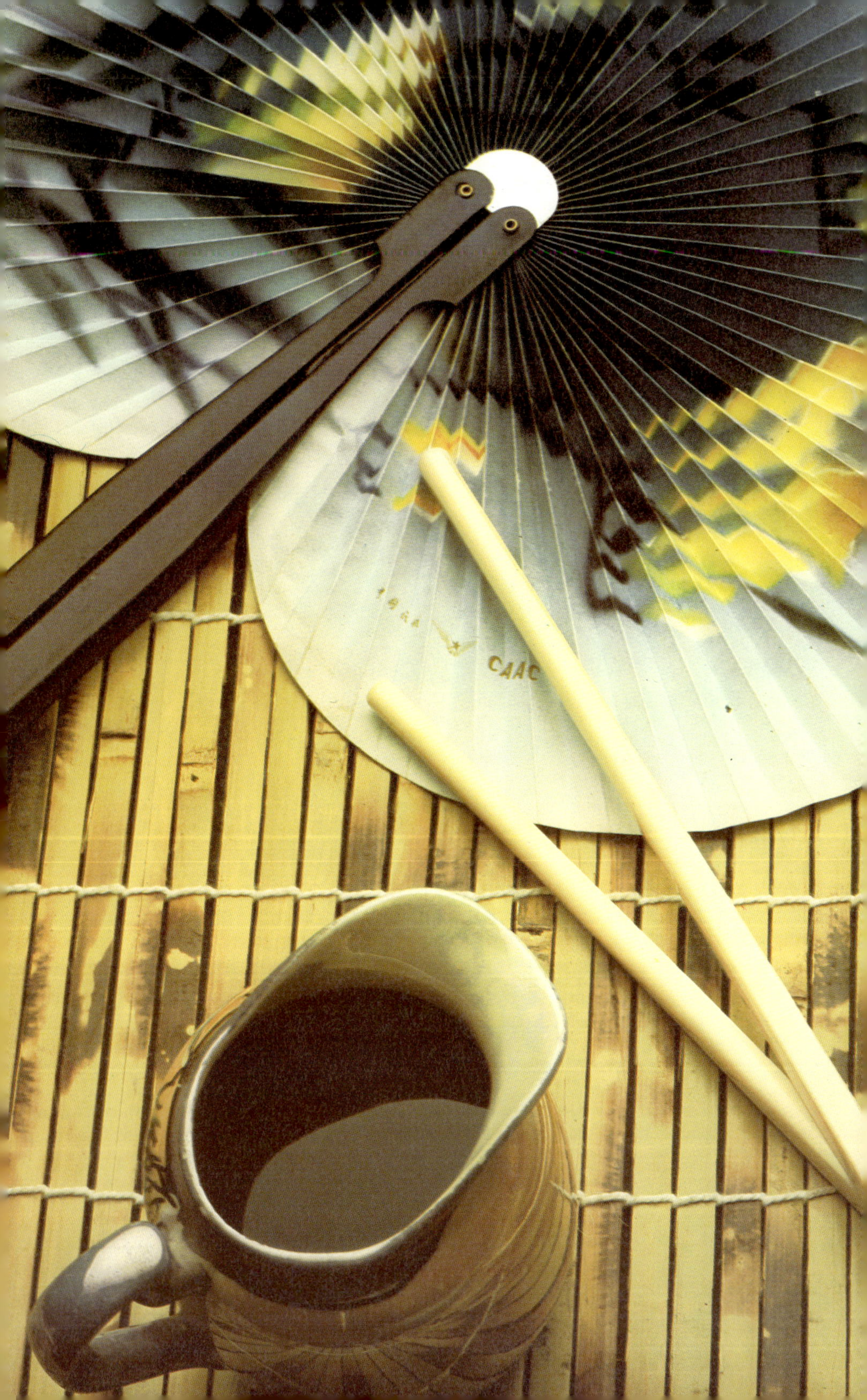
CAAC

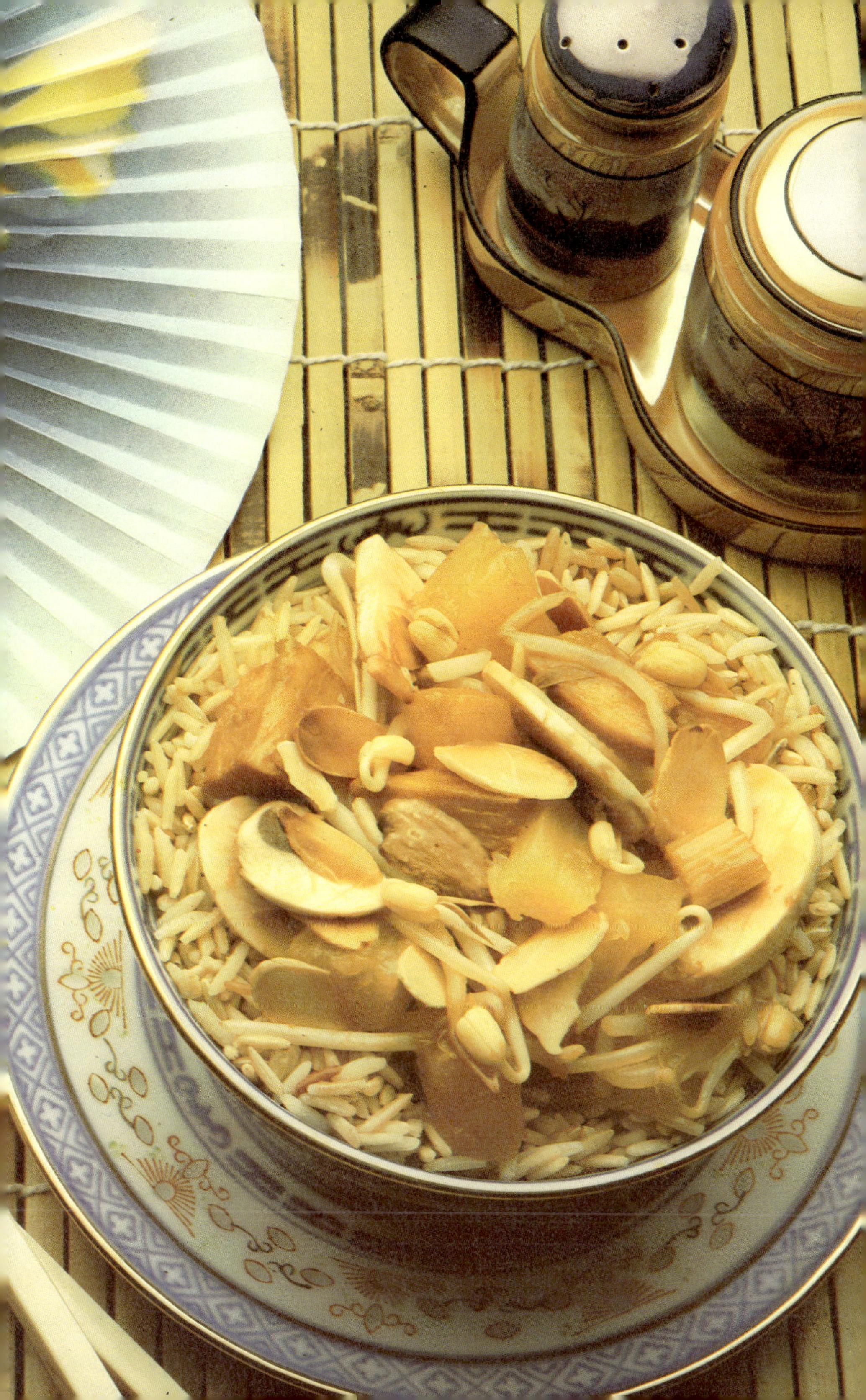

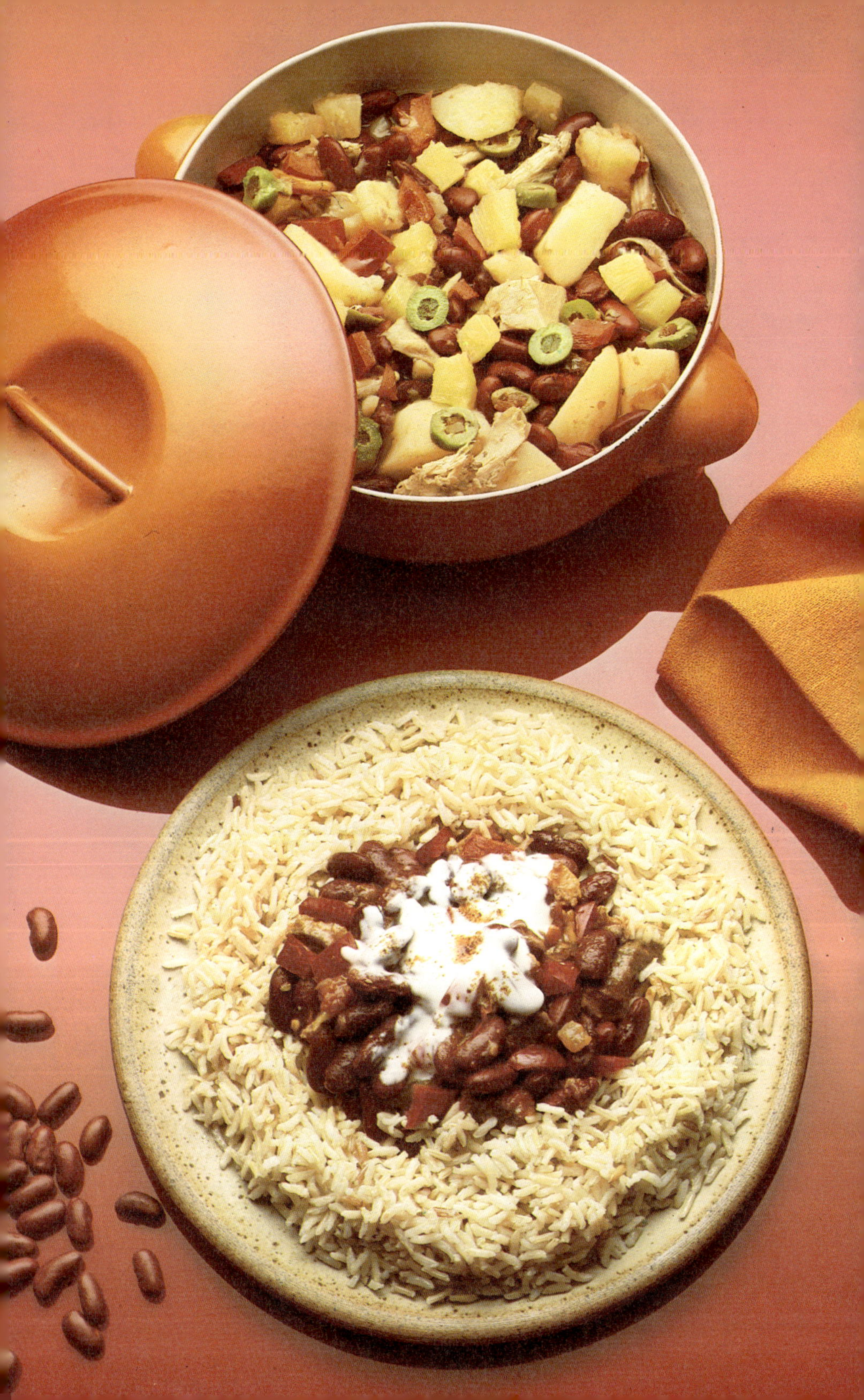

Dieses Gericht kann auch im voraus zubereitet werden. Abkühlen lassen und im Kühlschrank aufbewahren. Dann bei mäßig heißem Rohr bei 190°C/Gas Stufe 5 25–30 Minuten backen.

GEFLÜGEL

Hühnerlasagne

4 Portionen

Pro Portion: 380 kcal/1600 kJ, 40 g (4 BE) Kohlenhydrate, 9 g Ballaststoffe, 26 g Eiweiß, 13 g Fett

140 g Vollkornlasagne
15 ml / 1 EL Maisöl
1 große Zwiebel, gehackt
1 Knoblauchzehe, zerdrückt
400 g Tomaten
1 EL Majoran, gehackt
4 große Rippen Stangensellerie, geschnitten und leicht gekocht
6 EL gehackte grüne Paprikaschoten
170 g gekochtes Hühnerfleisch, klein geschnitten
30 g Parmesan, gerieben

Ländliche Bechamelsauce:
1 kleine Zwiebel, gehackt
1 kleines Stück Möhre/Karotte, gehackt
1 kleines Stück Rübe, gehackt
1/2 Lorbeerblatt
1/2 Messerspitze Muskatblüte
425 ml Magermilch
30 g / 3 EL Vollkornmehl
15 g vielfach ungesättigte Margarine
Salz und Pfeffer
Garnierung:
Paprika

Das Rohr auf 190°C/Gas Stufe 5 vorwärmen.

Die Lasagneblätter in kochendem Salzwasser halbgar kochen, vorsichtig absieben.

Das Öl erhitzen und darin Zwiebel und Knoblauch 5 Minuten langsam glasig rühren. Tomaten, Majoran, Sellerie, Paprika und das Hühnerfleisch dazugeben, salzen, pfeffern und 5 Minuten dünsten.

Für die Sauce das Gemüse, Lorbeerblatt und Muskatblüte in fast der ganzen Milch 15 Minuten auf kleiner Flamme kochen. Das Lorbeerblatt und die Muskatblüte entfernen und alles im Mixer pürieren. Wieder zum Kochen bringen.

In der Zwischenzeit das Mehl mit der restlichen Milch verrühren. Mit der heißen Milch aufgießen, Margarine hinzufügen, salzen, pfeffern und einige Minuten langsam auf kleiner Flamme kochen lassen. Die Hühnermischung, Bechamelsauce und die Lasagneblätter in dieser Reihenfolge in Lagen in eine feuerfeste Form schichten und mit einer Lage Sauce abschließen. Den Käse gleichmäßig darüberstreuen und 30–35 Minuten überbacken. Mit wenig Paprika bestreuen und servieren.

Karibisches Huhn (Siehe Seite 82)

4–6 Portionen

Karibisches Huhn (oben, siehe Seite 83), Rindsgulasch mit Bohnen (unten, siehe Seite 87).

4 Portionen
Pro Portion: 640 kcal/2690 kJ, 90 g (9 BE) Kohlenhydrate, 34 g Ballaststoffe, 50 g Eiweiß, 11 g Fett
6 Portionen
Pro Portion: 430 kcal/1800 kJ, 60 g (6 BE) Kohlenhydrate, 23 g Ballaststoffe, 33 g Eiweiß, 7 g Fett

450 g rote (Kidney-)Bohnen, gequollen (siehe Seite 36)
15 ml / 1 EL Maisöl
340 g Hühnerfleisch, in gleichmäßige Würfel geschnitten
2 mittelgroße Zwiebeln, fein gehackt
1 Knoblauchzehe, zerdrückt
500 ml Hühnerbrüste
2 mittelgroße rote Paprikaschoten, gehackt
60 g magerer gekochter Schinken, gehackt
4 mittelgroße Tomaten, kleinwürfelig geschnitten
30 g kernlose Rosinen, grob gehackt
2 EL Kapern, grob gehackt
1 1/2 EL Oregano
etwa 1/4 TL Tabascosauce
30 ml / 2 EL Tomatenpüree
600 g Kartoffeln, in Viertel geschnitten
Salz und Pfeffer
100 g frische Ananas oder aus der Dose (ungezuckert), gehackt
10 gefüllte Oliven, klein geschnitten

Die Bohnen kochen (siehe Seite 36).

In der Zwischenzeit das Öl erhitzen und langsam darin das Hühnerfleisch anbraten, bis es leicht gebräunt ist. Aus der Pfanne nehmen. Zwiebeln, Knoblauch und 60 ml/4 EL Brühe hineingeben, gut verrühren und auf kleiner Flamme langsam 15–20 Minuten dünsten, bis die Zwiebeln durch, aber nicht braun sind. Paprikaschoten, Schinken, Tomaten, Rosinen, Kapern, Oregano, Tabascosauce, Tomatenpüree und die restliche Brühe mit dem Huhn hineingeben, salzen und pfeffern, zum Kochen bringen und 20 Minuten auf mittelgroßer Flamme dünsten. Dann die Kartoffeln und gekochten Bohnen hinzufügen und wieder zum Kochen bringen. Die Hitze reduzieren und weitere 20–30 Minuten dünsten, bis die Kartoffeln gekocht sind. Die Ananas zum Teil in die Mischung geben, dann die Oliven darüberstreuen und servieren.

Huhn- und Reiskasserolle

4–6 Portionen

4 Portionen
Pro Portion: 400 kcal/1680 kJ, 70 g (7 BE) Kohlenhydrate, 9 g Ballaststoffe, 24 g Eiweiß, 5 g Fett

6 Portionen
Pro Portion: 270 kcal/1120 kJ, 40 g (4 BE) Kohlenhydrate, 6 g Ballaststoffe, 16 g Eiweiß, 4 g Fett

300 g langkörniger Naturreis
300 g ungekochtes Hühnerfleisch, klein geschnitten
2 mittelgroße Zwiebeln, gehackt
340 g Mischgemüse, gehackt, z. B. Sellerie, Möhren/Karotten,
1 TL Curry
10–15 ml / 2–3 TL Sojasauce
Salz und Pfeffer
1 l kochende Hühnerbrühe
2 EL gehackte Petersilie

Rüben, Erbsen, grüne Bohnen,
Maiskörner

Das Rohr auf 180°C/Gas Stufe 4 vorwärmen.

Reis, Fleisch und Gemüse in einen Kochtopf geben. Curry und Sojasauce in die Brühe geben, salzen und pfeffern und in die Reismischung einrühren. Zudecken und 1 1/4 bis 1 1/2 Stunden kochen, bis der Reis die Brühe völlig aufgenommen hat und weich ist. Die Hälfte der Petersilie hineinrühren, die andere Hälfte darüberstreuen und servieren.

Rasche Hühnercharlotte

4 Portionen

Pro Portion: 370 kcal/1570 kJ, 40 g (4 BE) Kohlenhydrate, 7 g Ballaststoffe, 30 g Eiweiß, 12 g Fett

100 g Vollkornpaniermehl/Brösel
vermischt mit
100 g Haferflocken
340 g gekochtes Hühnerfleisch, in gleichmäßige Würfel geschnitten
360 g Mischgemüse (wie oben)
1 EL gemischte Kräuter
Salz und Pfeffer
300 g Champignonsuppe aus der Dose
150 ml Wasser

Das Rohr auf 200°C/Gas Stufe 6 vorwärmen.

Eine feuerfeste Form leicht ausfetten und den Boden mit einem Drittel des Paniermehls/Brösel und Haferflocken bestreuen. Das Huhn mit Gemüse und Kräutern gut vermischen, salzen und das Wasser darübergießen. In die Form füllen, Suppe und Wasser darübergießen. Mit der restlichen Paniermehl/Brösel-Haferflockenmischung bestreuen und 45 Minuten im Rohr überbacken.

Chinesisches Huhn (siehe Seite 81)

4 Portionen

Pro Portion: 220 kcal/940 kJ, 20 g (2 BE) Kohlenhydrate, 8 g Ballaststoffe, 17 g Eiweiß, 9 g Fett

225 g Hühnerfleisch
15 ml / 1 EL Maisöl
Salz und Pfeffer
30 ml / 2 EL Sojasauce
100 g frische Ananas oder aus der Dose (ohne Zuckerzusatz), gehackt
510 g Bohnensprossen
4 Rippen Stangensellerie, geschnitten
115 g Champignon, geschnitten
250 ml Hühnerbrühe
10 g / 1 EL Vollkornmehl
115 g gehobelte Mandeln, getoastet
225 g gekochten langkörnigen Naturreis (75 g Trockengewicht)

Das Hühnerfleisch in gleichmäßige, 15 mm große Stücke schneiden. Das Öl erhitzen, das Fleisch beigeben, salzen und langsam 15 Minuten anbraten. Die Sojasauce, Ananas, Bohnensprossen, Sellerie, Champignons und die Brühe dazugeben und gut zudecken. Zum Kochen bringen und 5 Minuten lang dünsten. Das Mehl mit Wasser vermischen und in das Hühnerfleisch einrühren. Unter ständigem Rühren wieder zum Kochen bringen und weitere 5 Minuten auf kleiner Flamme dünsten. Wenn nötig, nachwürzen, mit den getoasteten Mandeln bestreuen und mit dem Reis servieren.

FLEISCH

Rindfleisch à la Créole

6 Portionen

Pro Portion: 300 kcal/1250 kJ, 40 g (4 BE) Kohlenhydrate, 8 g Ballaststoffe, 14 g Eiweiß, 4 g Fett

15 ml / 1 EL Maisöl
2 große Zwiebeln, in Scheiben geschnitten
225 g mageres Rindfleisch, in Würfel geschnitten
3 mittelgroße Möhren/Karotten, würfelig geschnitten
3 große Rippen Stangensellerie, geschnitten
15 ml / 1 EL Tomatenpüree
etwas Thymian und Petersilie
1 EL Oregano
1 EL Basilikum
1 Messerspitze Cayennepfeffer
Salz und Pfeffer
125 ml Rotwein
225 Okra, in Scheiben geschnitten
400 g gekochten langkörnigen Naturreis (140 g Trockengewicht)

Das Öl erhitzen und darin die Zwiebel langsam anrösten. Einige EL Brühe dazugeben und 5 Minuten gut verrühren. Das Rindfleisch dazugeben und gut mit den Zwiebeln bedecken. Sellerie, Möhren/Karotten, Tomatenpüree und Kräuter dazugeben, salzen und mit dem Wein aufgießen. Langsam auf kleiner Flamme etwa 1 3/4 Stunden dünsten. Okra dazugeben und eine weitere halbe Stunde dünsten. Wenn zuviel Flüssigkeit vorhanden ist, die Flamme größer stellen, den Deckel entfernen und etwas Flüssigkeit verdunsten lassen. Wenn es zu dickflüssig ist, etwas Brühe oder Wasser dazugießen und wieder erhitzen. Mit Naturreis servieren.

Ländliche Kasserolle

4 Portionen

Pro Portion: 240 kcal/990 kJ, 20 g (2 BE) Kohlenhydrate, 5 g Ballaststoffe, 21 g Eiweiß, 8 g Fett

10 ml / 2 EL Maisöl
2 große Zwiebeln, gehackt
1 Knoblauchzehe, zerdrückt
340 g mageres Rindfleisch, in Würfel geschnitten
375 ml Rindsbrühe
1 EL Oregano
Salz und Pfeffer
2 mittelgroße rote Paprikaschoten, geschnitten
225 g Maiskörner
4 EL gehackte Petersilie

Das Rohr auf 170°C/Gas Stufe 3 vorwärmen.

Das Öl erhitzen und darin langsam die Zwiebel und den Knoblauch 10 Minuten anrösten. Das Rindfleisch hinzufügen und 5 Minuten dünsten. Gut umrühren. Die Brühe, Oregano und Salz beifügen, zudecken und unter gelegentlichem Umrühren 2–2 1/4 Stunden dünsten lassen, bis das Fleisch weich ist. Die Paprikaschoten und die Maiskörner dazugeben und eine weitere Viertelstunde dünsten. Mit Petersilie garnieren und servieren.

Das Gericht kann auch auf kleiner Flamme auf dem Herd gekocht werden.

Fleischbällchen in Currysauce mit Naturreis und Bananen

4 Portionen

Pro Portion: 590 kcal/2490 kJ, 100 g (10 BE) Kohlenhydrate, 33 g Ballaststoffe, 35 g Eiweiß, 10 g Fett

300 g Bohnen, gequollen
200 g mageres Hackfleisch
1 mittelgroße Zwiebel, fein gehackt
1 Knoblauchzehe, zerdrückt
30 g Vollkornbrot, zerkrümelt
Salz und Pfeffer
1 kleine Messerspitze geriebenen Zimt, Nelkenpulver und Kardamom
1 kleines Ei, mit 15 ml / 1 EL Wasser verrührt
60 g / 8 EL grobe Kleieflocken
Currysauce (siehe Seite 118 mit 250 ml Brühe)
450 g gekochten langkörnigen Naturreis (140 g Trockengewicht)
400 g Bananen

Die Bohnen kochen. Gut abtropfen lassen und dann mit der Gabel zerdrücken. Mit dem Fleisch, Zwiebeln, Knoblauch, Brotkrumen, Gewürzen gut vermischen, salzen und pfeffern. Alles gut durchkneten und in zwölf gleichgroße Bällchen formen. In den Kleieflocken rollen und gut andrücken. Unter dem Grill gut bräunen, in die Currysauce geben und auf kleiner Flamme 10 Minuten langsam durchziehen lassen. Gelegentlich die Pfanne schütteln, aber nicht umrühren, da die Bällchen sonst brechen.

Den Reis auf einer vorgewärmten Platte anrichten, eine Vertiefung in der Mitte vorsehen, in die die Bällchen mit der Currysauce gegeben werden. Die Bananen dazu servieren.

Rindsgulasch mit Bohnen (siehe Seite 82)

4–6 Portionen

4 Portionen
Pro Portion: 330 kcal/1370 kJ, 40 g (4 BE) Kohlenhydrate, 16 g Ballaststoffe, 27 g Eiweiß, 8 g Fett
6 Portionen
Pro Portion: 220 kcal/910 kJ, 30 g (3 BE) Kohlenhydrate, 11 g Ballaststoffe, 18 g Eiweiß, 5 g Fett

15 ml / 1 EL Maisöl
2 große Zwiebeln, gehackt
500 ml Fleischbrühe
1 Knoblauchzehe, zerdrückt
4 TL Edelpaprika
30 g / 3 EL Vollkornmehl
400 g Tomaten in der Dose
1 EL Majoran
200 g rote (Kidney-)Bohnen, gequollen

200 g mageres Rindfleisch (es kann auch Kalb- oder Lammfleisch verwendet werden), in gleichgroße Würfel geschnitten
3 mittelgroße rote Paprikaschoten
Salz und Pfeffer
150 ml Magerjoghurt

Das Öl erhitzen und die Zwiebeln einrühren. Einige Eßlöffel Brühe dazugeben und etwa 5 Minuten, unter ständigem Umrühren, die Zwiebeln leicht bräunen. Den Knoblauch, Paprika und das Fleisch dazugeben. Mit Mehl bestäuben, dann die Tomaten, den Majoran und die restliche Brühe dazugeben und auf kleiner Flamme eine Stunde dünsten lassen. Die Bohnen beimengen und weitere 45 Minuten unter gelegentlichem Umrühren dünsten lassen. Die Paprikaschoten hinzufügen, salzen und noch 15 Minuten weiterdünsten, bis das Fleisch und die Bohnen weich sind. Joghurt darübergießen und servieren.

Hirtenspeise

4 Portionen

Pro Portion: 440 kcal/1840 kJ, 70 g (7 BE) Kohlenhydrate, 18 g Ballaststoffe, 33 g Eiweiß, 6 g Fett

200 g Bohnen, gequollen
300 g Tomatensuppe aus der Dose
1 große Zwiebel, fein gehackt
1 mittelgroße rote Paprikaschote, fein gehackt
60 g in Scheiben geschnittenes Vollkornbrot, zerkrümelt
200 g gekochtes mageres Fleisch, klein geschnitten
4 EL gehackte Petersilie
Salz und Pfeffer
450 g Kartoffeln
60 g Linsen
1 Prise Muskatnuß
30 ml / 2 EL Magermilch

Die Bohnen kochen. Die Suppe mit der Zwiebel und Paprikaschoten in einem Topf langsam 10 Minuten leicht kochen lassen. Das Brot hinzufügen und mit einem Kochlöffel gut einrühren, damit es sich auflöst. Das Fleisch und die Bohnen dazugeben, zum Kochen bringen und unter gelegentlichem Umrühren heiß werden lassen. Die Petersilie einstreuen, salzen und pfeffern. In eine flache Form gießen.

In der Zwischenzeit die Kartoffeln und Linsen kochen, beide zerdrücken, mit Muskatnuß würzen und in die gefüllte Form streichen. Mit Milch bepinseln*, unter dem Grill leicht bräunen und servieren.

Lammtopf (siehe Seite 79)

4–6 Portionen

4 Portionen
Pro Portion: 370 kcal/1540 kJ, 40 g (4 BE) Kohlenhydrate, 14 g Ballaststoffe, 27 g Eiweiß, 12 g Fett

* Das Gericht kann bis hierher vorbereitet werden. Auskühlen lassen, zudecken und im Kühlschrank kalt stellen. In einem mittelheißen Ofen 25–30 Minuten aufwärmen.

6 Portionen
Pro Portion: 240 kcal/1030 kJ, 30 g (3 BE) Kohlenhydrate, 9 g Ballaststoffe, 18 g Eiweiß, 8 g Fett

340 g mageres Lammfleisch
15 ml / 1 EL Maisöl
20 g / 2 EL Vollkornmehl
1 Knoblauchzehe, zerdrückt
Salz und Pfeffer
500 ml Wasser
12 Champignons
8 kleine Möhren/Karotten
600 g Kartoffeln
8 kleine weiße Rüben (nach Belieben)
1 EL Rosmarin
225 g Erbsen
225 g frische Bohnen
4 EL gehackte Petersilie

Alles sichtbare Fett vom Fleisch entfernen und in gleichmäßige, kleine Stücke schneiden. Das Öl heiß werden lassen und das Fleisch darin leicht bräunen. Mit Mehl bestäuben und unter ständigem Umrühren das Fleisch ganz bräunen. Langsam mit Wasser aufgießen und ständig umrühren, bis es kocht. Zudecken und eine Stunde dünsten lassen. Von der Flamme nehmen, auskühlen lassen und das Fett abschöpfen. Wieder erwärmen, die Zwiebel, Möhren/Karotten, Rüben, wenn erwünscht, Kartoffeln und Rosmarin dazugeben und 30 Minuten weiterdünsten. Die Erbsen und Bohnen dazugeben und nochmals 10–15 Minuten dünsten, bis alle Zutaten weich sind. Die Petersilie unterrühren und servieren.

Lamm mit Bohnen

4 Portionen

Pro Portion: 310 kcal/1300 kJ, 40 g (4 BE) Kohlenhydrate, 17 g Ballaststoffe, 25 g Eiweiß, 8 g Fett

225 g mageres Lammfleisch
10 ml / 2 EL Öl
2 mittelgroße Zwiebeln, in Scheiben geschnitten
200 g Bohnen, gequollen
375 ml Wasser
Salz und Pfeffer
2 mittelgroße Möhren/Karotten, gehackt
200 g Rüben, gehackt
30 g / 3 EL Vollkornmehl
2 EL gehackte Petersilie

Alles sichtbare Fett vom Fleisch entfernen und das Fleisch in gleichmäßige, kleine Stückchen schneiden. Das Öl heiß werden lassen und die Zwiebeln darin leicht bräunen. Die Zwiebeln auf die Seite schieben und das Fleisch anbraten, bis es goldbraun ist. Bohnen, Wasser und Salz hinzufügen und alles 10 Minuten kochen, dann 1–1 1/4 Stunden auf kleiner Flamme weiterdünsten lassen. Die Möhren/Karotten und Rüben dazugeben. Etwa 1/2–3/4 Stunde weiterdünsten, bis sie weich sind. Das Mehl mit 30 ml/2 EL kaltem Wasser verrühren und dann mit etwas heißem Saft aus der Pfanne. In das Fleisch einrühren und etwa 5 Minuten unter ständigem Rühren weiterkochen lassen. Mit Petersilie bestreuen und servieren.

Dieses Gericht kann auch im Rohr bei mäßiger Hitze etwa 2 Stunden gekocht werden.

Irish Stew

4 Portionen

Pro Portion: 340 kcal/1410 kJ, 50 g (5 BE) Kohlenhydrate, 11 g Ballaststoffe, 21 g Eiweiß, 5 g Fett

225 g mageres Lammfleisch
2 große Zwiebeln
Salz und Pfeffer
375 ml Wasser
750 g Kartoffeln, halbiert
2 mittelgroße Möhren/Karotten, gehackt
3 große Rippen Stangensellerie, gehackt
225 g Erbsen
2 EL gehackte Petersilie

Alles sichtbare Fett vom Fleisch entfernen und das Fleisch in gleichmäßige, kleine Stücke schneiden. Mit den Zwiebeln in einen großen Topf geben, salzen und pfeffern. Das Wasser darübergießen, fest zudecken und auf kleiner Flamme 1 1/4 Stunden kochen lassen. Gelegentlich schütteln. Die Kartoffeln, Möhren/Karotten und Sellerie dazugeben und weitere 3/4 Stunden kochen. Die Erbsen dazugeben und 10 Minuten weiterkochen lassen. Mit Petersilie bestreuen und servieren.

Das Gericht kann auch bei mäßiger Hitze etwa 2 Stunden im Rohr gekocht werden.

Lamm-Bohnen-Eintopf

4–6 Portionen

4 Portionen
Pro Portion: 310 kcal/1300 kJ, 30 g (3 BE) Kohlenhydrate, 16 g Ballaststoffe, 25 g Eiweiß, 9 g Fett

6 Portionen
Pro Portion: 210 kcal/860 kJ, 20 g (2 BE) Kohlenhydrate, 11 g Ballaststoffe, 17 g Eiweiß, 6 g Fett

225 g rote (Kidney-)Bohnen, gequollen
15 ml / 1 EL Maisöl
1 große Zwiebel, gehackt
200 g mageres Lammfleisch, würfelig geschnitten
10 g / 1 EL Vollkornmehl
500 ml Wasser
60 ml / 4 EL Tomatenpüree
1/2 TL geriebener Kümmel
1 kleines Lorbeerblatt
1/2 TL Rosmarin
4 mittelgroße Tomaten, halbiert
Salz und Pfeffer
2 EL feingehackte Frühlingszwiebeln

Das Öl erhitzen und darin die Zwiebel glasig rühren. Das Lammfleisch in Mehl wälzen und zu den Zwiebeln geben. 10 Minuten anrösten und gelegentlich umrühren. Die Bohnen hinzugeben und mit Wasser aufgießen. Das Tomatenpüree, den Kümmel, das Lorbeerblatt und Rosmarin einrühren. Zudecken, 10 Minuten bei großer Flamme und dann bei kleiner Flamme eine Stunde weiterkochen lassen.

Schnelles Vollkornbrot (oben, siehe Seite 94), Vollkornsemmeln (links, siehe Seite 94), Kleiegebäck (unten rechts, siehe Seite 95).

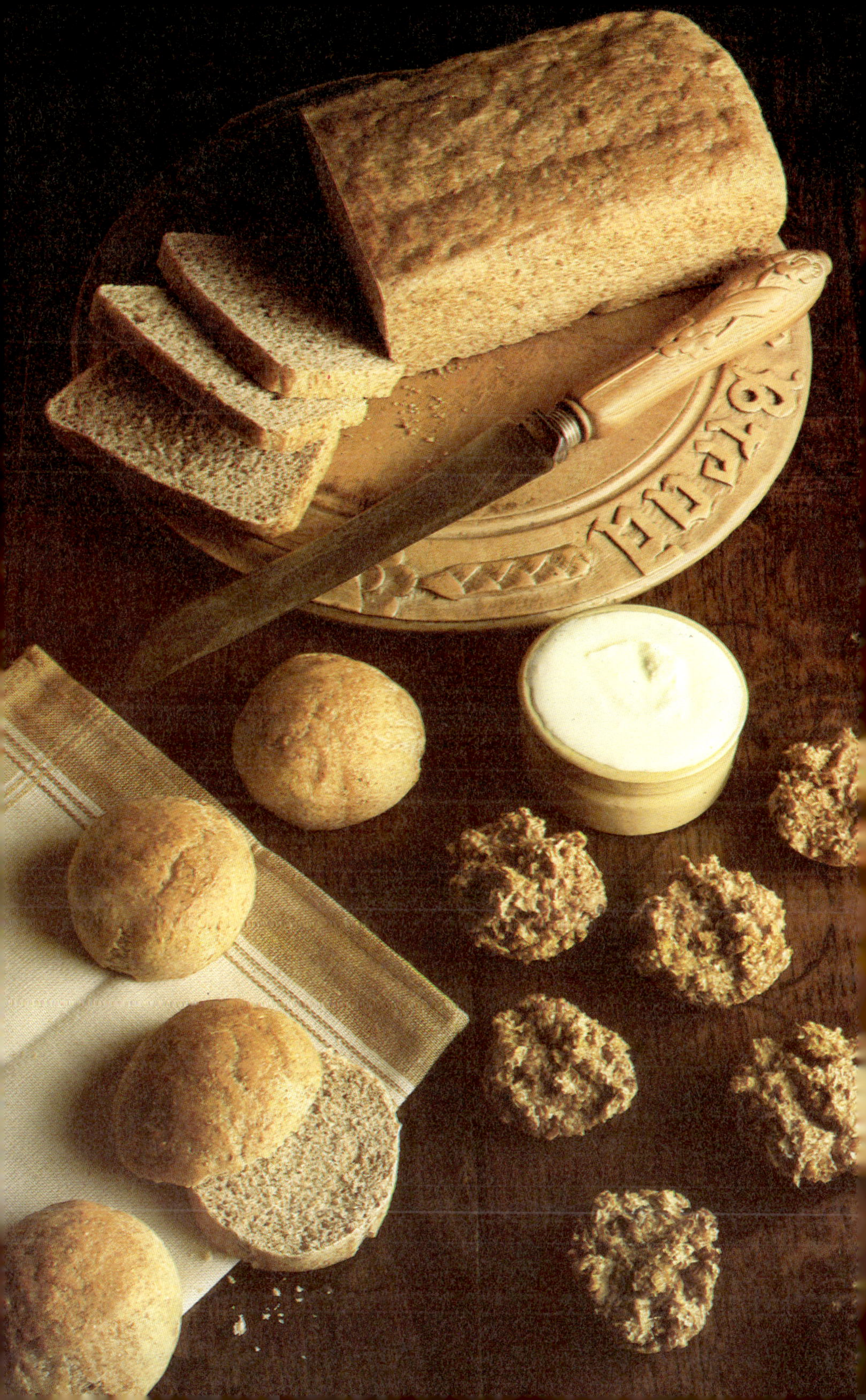

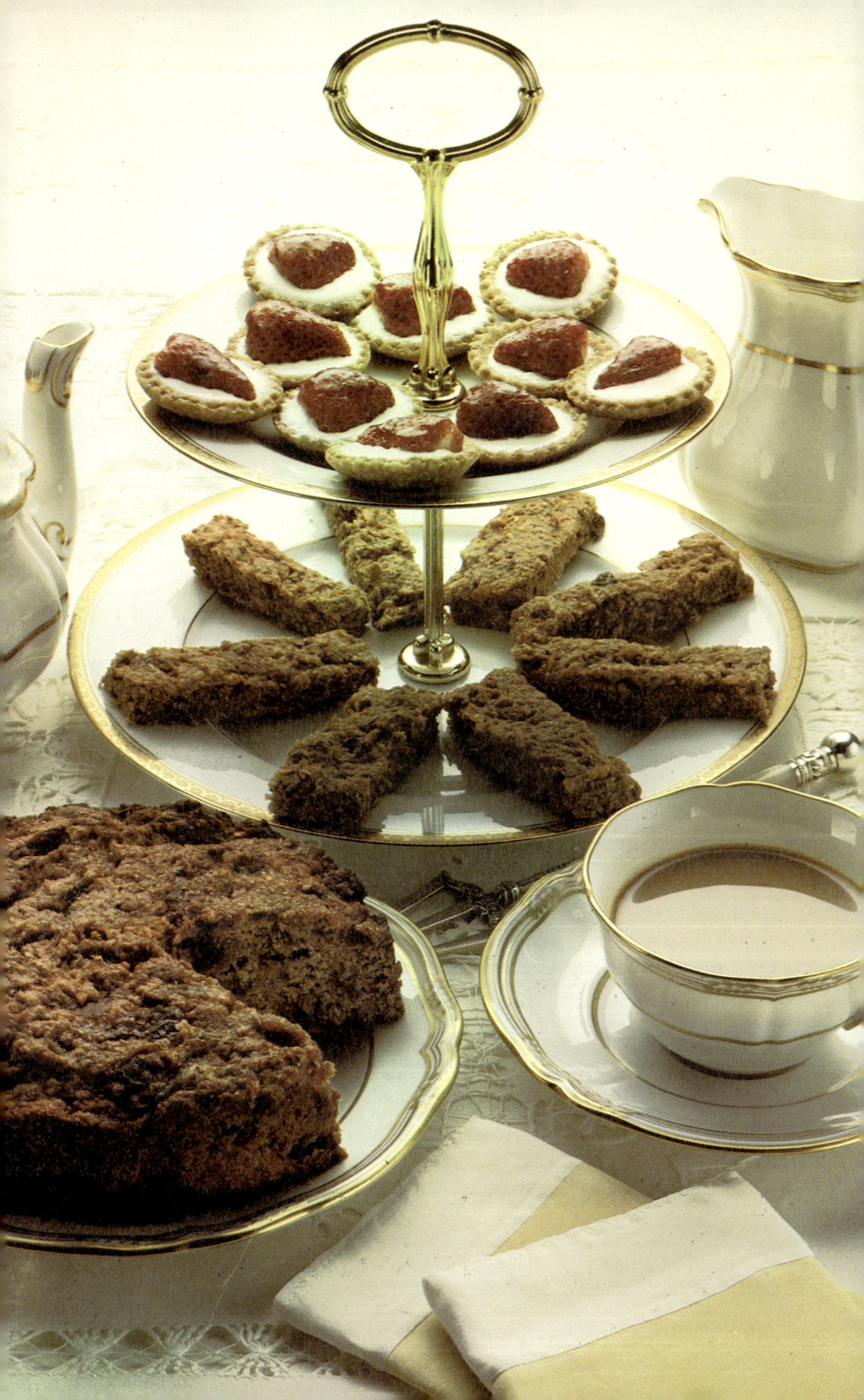

Die Tomaten mit der Schnittfläche nach oben daraufgeben, salzen und pfeffern, wieder zudecken und langsam 20 Minuten weiterdünsten. Die Frühlingszwiebeln darüberstreuen und servieren.

Schweinefleisch mit Erbsen und Naturreis

(siehe Seite 79)

4 Portionen

Pro Portion: 530 kcal/2240 kJ, 90 g (9 BE) Kohlenhydrate, 13 g Ballaststoffe, 25 g Eiweiß, 10 g Fett

300 g langkörniger Naturreis
40 g / 4 EL Vollkornmehl
Salz und Pfeffer
200 g mageres Schweinefleisch, klein geschnitten
15 ml / 1 EL Maisöl
1 Würfel Hühnerbrühe
1 1/2 EL Salbei
1 mittlere Zwiebel, gehackt
375 ml trockener Weißwein
30 ml / 2 EL Tomatenpüree
115 g Champignons, geschnitten
400 g Erbsen
125 g Apfelsauce (siehe Seite 119)
2 EL gehackte Petersilie
1 kleine rote Paprikaschote, gehackt

Den Reis kochen (siehe Seite 37). Das Fleisch salzen und pfeffern und in Mehl wälzen. Das Öl erhitzen, darin die Zwiebel und das Fleisch unter ständigem Rühren 5 Minuten anrösten. Das restliche Mehl einrühren, mit der Hühnerbrühe aufgießen und Salbei, Weißwein und Tomatenpüree einrühren. Zum Kochen bringen und dann 20 Minuten dünsten. Die Champignons dazugeben, ebenso die Erbsen und weitere 10 Minuten dünsten. Wenn nötig nachwürzen. Auf einer Platte einen Reisring formen, das Fleisch in die Mitte geben, Paprika und Petersilie darüberstreuen. Dazu die Apfelsauce servieren.

BROT UND BÄCKEREI

Beim Backen mit Hefe sollten alle Zutaten Zimmertemperatur haben, der Raum sollte zugfrei sein.

Vollkornbrot

Ergibt 2 Laibe

Pro Schnitte (30 g): 60 kcal/250 kJ, 10 (1 BE) Kohlenhydrate, 2 g Ballaststoffe, 3 g Eiweiß, Fett vernachlässigt

450 g Vollkornmehl
1 EL Salz
2 TL Natron
250 ml Buttermilch

Erdbeertörtchen (oben, siehe Seite 102), köstliche Schnitten (Mitte, siehe Seite 98), Rhabarber-Dattelkuchen (unten, siehe Seite 99).

Das Rohr auf 220° C/Gas Stufe 7 vorwärmen.
Die trockenen Zutaten gut mischen. Die Buttermilch dazugeben und alles zu einem leichten, elastischen Teig verarbeiten. In zwei gleiche Teile schneiden und in Laibe formen. Auf ein befettetes Backblech legen und mit dem Messer viermal gleichmäßig einschneiden. 30–40 Minuten backen, bis das Brot fest und gut braun ist. Auf einem Rost auskühlen lassen. Ist eine weiche Kruste erwünscht, sollte das Brot in ein Tuch eingeschlagen werden.

Schnelles Vollkornbrot (siehe Seite 91)

Ergibt 1 Laib

Pro Schnitte (30 g): 55 kcal/230 kJ, 10 g (1 BE) Kohlenhydrate, 2 g Ballaststoffe, 2 g Eiweiß, 1 g Fett

1 TL Zucker
1 1/2 Trockenhefe oder
15 g frische Hefe
450 g Vollkornmehl
1 TL Salz
15 g / 1 EL vielfach ungesättigte Margarine
etwa 250 ml lauwarmes Wasser

Den Zucker im lauwarmen Wasser auflösen, die Hefe einrühren und an einem warmen Platz 10–15 Minuten ruhig stellen, bis Bläschen entstehen. In einer großen Schüssel das Mehl mit dem Salz vermengen und die Margarine einkneten. Die Hefemasse mit dem Mehl vermischen und zu einem Teig formen. Auf eine leicht bemehlte Fläche legen und den Teig zu sich kneten und dann wegkneten, etwa 10 Minuten lang, bis er fest und elastisch ist. Den Teig in eine leicht bemehlte Schüssel legen, leicht ölen und zudecken. An einem warmen Ort bis zu doppelter Größe gehen lassen (1–1 1/2 Stunden). Dann den Teig auf einer bemehlten Unterlage wieder 2 Minuten durchkneten, bis er fest ist. In eine Halbkiloform einpassen, zudecken und nochmals 45 Minuten an einem warmen Ort gehen lassen, bis er gerade über die Form reicht.

Das Rohr auf 230° C/Gas Stufe 8 vorwärmen. Den Laib 30–40 Minuten darin backen, bis er goldgelb ist und hohl klingt, wenn man auf die Unterseite klopft. Auf einem Rost auskühlen.

Abwandlung

Semmeln (siehe Seite 91) Den Teig in 12 gleichgroße Semmeln formen. Auf ein bemehltes Blech legen, im Abstand von 1,5 cm für weiche und 2,5 cm für knusprige Semmeln. Mit einer leicht beölten Backfolie belegen und an einem warmen Ort bis zur doppelten Höhe aufgehen lassen. In einem 230° C/Gas Stufe 8 vorgeheiztem Rohr 20–25 Minuten backen.

Französisches Zwiebelbrot Zu dem Rezept für 450 g Vollkornmehl 3 EL feingehackte Zwiebel und eine zerdrückte Knoblauchzehe, die in 15 ml / 1 EL Maisöl angeröstet sind, in die Hefe-, Zucker- und Wassermischung nach der Gärung geben. Den Teig stangenförmig oder oval formen und auf ein beschichtetes Backblech legen. Die Oberfläche diagonal einschneiden, bevor er zum Aufgehen zugedeckt wird.

Mit einer Mischung aus gleichen Teilen Eiweiß und Wasser bestreichen. Im Rohr auf mittlerem Rost bei 190° C/Gas Stufe 5 25–30 Minuten backen. Auf einem Rost auskühlen lassen.

Brotstangen Dem Rezept folgen. Wenn der Teig zu doppelter Höhe aufgegangen ist, einen Teil der Hefemischung entfernen. Den Teig auf einem bemehlten Brett kneten und in 20 x 22,5 cm große Teile ausrollen. In 1 cm breite Streifen schneiden und jedes Stück stangenförmig rollen. Auf ein leicht befettetes Blech legen und im heißen Ofen knusprig backen.

Früchtebrot

Ergibt 2 kleine Laibe

Jede Scheibe (30 g): 60 kcal/250 kJ, 10 g (1 BE) Kohlenhydrate, 2 g Ballaststoffe, 2 g Eiweiß, 1 g Fett

150 ml Magermilch
150 ml heißes Wasser
1 TL Zucker
1 1/2 TL Trockenhefe oder
15 g / 3 TL frische Hefe
450 g Vollkornmehl
2 TL Salz
30 g vielfach ungesättigte Margarine
40 g Rosinen
60 g Korinthen

Milch und Wasser mischen. Zucker und Hefe beifügen und 5–10 Minuten stehen lassen, bis die Masse moussiert. Mehl mit Salz mischen und die Margarine einkneten. Die Hefemischung beifügen und zu einem Teig verarbeiten. Auf einer leicht bemehlten Oberfläche etwa 10 Minuten gut kneten. Die Früchte einarbeiten. In zwei gleichen Teilen so formen, daß sie zwei befettete, 450 g große Brotformen füllen. Mit befetteter Backfolie belegen und an einem warmen Platz etwa 30–35 Minuten gehen lassen oder 12 Stunden im Kühlschrank ruhen lassen.

Das Rohr auf 230° C/Gas Stufe 8 vorwärmen.

Etwa 45 Minuten backen oder bis die Laibe gut braun sind und hohl klingen, wenn man auf die Unterseite klopft. Auf einem Rost auskühlen lassen.

Kleiegebäck (siehe Seite 91)

Ergibt 24 Stück

Pro Stück: 70 kcal/290 kJ, 10 g (1 BE) Kohlenhydrate, 3 g Ballaststoffe, 3 g Eiweiß, 2 g Fett

250 g Vollkornmehl
115 g Kleieflocken
25 g / 5 TL Backpulver
1 TL Salz
2 mittelgroße Eier
425 ml Magermilch
15 ml / 1 TL Maisöl
115 g Datteln, gehackt

Das Rohr auf 200° C/Gas Stufe 6 vorwärmen.

Das Mehl mit den Kleieflocken, Backpulver und Salz mischen. Die Eier mit Milch und Öl leicht schlagen und zusammen mit den Datteln den trockenen Zutaten beimengen. Nur so lange rühren, bis die Mischung gleichmäßig verteilt ist. 24 kleine, beschichtete Kuchenformen füllen und 15–20 Minuten (oder bis sie braun sind) backen. Mit Magerkäse servieren.

Süßes Kleiegebäck

Ergibt 15 Stück

Pro Stück: 60 kcal/270 kJ, 10 g (1 BE) Kohlenhydrate, 3 g Ballaststoffe, 3 g Eiweiß, 1 g Fett

30 g Magermilchpulver
15 g / 3 TL Backpulver
1 TL Salz
70 g Kleieflocken
155 g Vollkornmehl
2 TL geriebene Orangenschale (ungespritzt)
2 mittelgroße Eier, leicht geschlagen
zuckerfreier flüssiger Süßstoff (für 60 g Zucker)
5 ml / 1 TL Maisöl
250 ml Magermilch
70 g Apfel, gerieben
1 kleine Möhre/Karotte, fein gerieben

Das Rohr auf 220° C/Gas Stufe 6 vorwärmen.

Milchpulver, Backpulver, Salz, Kleieflocken, Mehl und Orangenschale vermengen. Ei, Süßstoff, Öl und Milch verrühren, den trockenen Zutaten beifügen und solange rühren, bis alles gut vermischt ist. Den Apfel und die Möhren/Karotten beifügen. Papierbackformen oder beschichtete Formen zu zwei Drittel mit dem Teig füllen und 15–20 Minuten backen, bis er fest und braun ist.

Würziges Kleiegebäck

Ergibt 15 Stück

Pro Stück: 80 kcal/320 kJ, 10 g (1 BE) Kohlenhydrate, 4 g Ballaststoffe, 5 g Eiweiß, 2 g Fett

30 g Magermilchpulver
15 g / 3 TL Backpulver
1 TL Knoblauchsalz
115 g Vollkornmehl
60 g Kleieflocken
2 mittelgroße Eier, verrührt
5 ml / 1 TL Maisöl
170 g Bohnen, gekocht und püriert
150 ml Magerjoghurt
1 EL geriebene Zwiebel
125 ml Magermilch
1/2 TL geriebene Muskatnuß

Das Rohr auf 200° C/Gas Stufe 6 vorwärmen.

Milchpulver, Backpulver, Salz, Mehl und Kleieflocken vermengen. Das Ei, Öl, die pürierten Bohnen, Joghurt, Zwiebel, Milch und Muskatnuß mischen und mit den trockenen Zutaten vermengen. Gerade so lange durchmischen, bis alles gut miteinander verrührt ist. Papierbackformen oder beschichtete Formen zu zwei Drittel mit dem Teig füllen und 15–20 Minuten backen, bis sie fest und braun sind. Heiß mit einem würzigen Aufstrich (siehe Seite 107) oder Magerkäse servieren.

Übriggebliebenes Gebäck kann in einer Dose aufbewahrt und am nächsten Tag getoastet oder mit Magerkäse und Kresse garniert serviert werden.

Joghurt-Vollkornkeks

Ergibt 12 Stück

Pro Stück: 80 kcal/330 kJ, 10 g (1 BE) Kohlenhydrate, 2 g Ballaststoffe, 3 g Eiweiß, 2 g Fett

200 g Vollkornmehl
1 TL Salz
1 TL Natron
30 g vielfach ungesättigte Margarine
150 ml Magerjoghurt
1–2 TL geriebene Orangen- oder Zitronenrinde (nach Belieben)

Das Rohr auf 220° C/Gas Stufe 7 vorwärmen.

Mehl, Salz und Natron in eine Schüssel geben, die Margarine einkneten, ebenso die Orangen- oder Zitronenschale, falls sie verwendet wird und zusammen mit dem Joghurt einen weichen Teig formen. Auf 1 cm Dicke ausrollen und mit einer runden 5-cm-Keksform ausstechen. Auf ein Blech legen, mit etwas Milch bestreichen und 8–10 Minuten backen.

Vollkorn-Joghurtkeks mit Sultaninen

30 g gehackte Sultaninen oder Rosinen dem Teig beimengen.

Vollkorn-Joghurtkeks mit Datteln

60 g gehackte Datteln dem Teig beimengen.

Kartoffelküchlein

Ergibt 6 Stück

Pro Stück: 60 kcal/250 kJ, 10 g (1 BE) Kohlenhydrate, 1 g Ballaststoffe, 1 g Eiweiß, 1 g Fett

200 g Kartoffeln (mehlige), geschält und geschnitten
10 g / 2 TL vielfach ungesättigte Margarine
1 TL Salz
40 g Vollkorn- oder Hafermehl

Die Kartoffeln kochen, gut trocknen und mit Margarine und Salz zerdrücken. Das Mehl dazugeben und zu einem geschmeidigen Teig verarbeiten. Dünn auswalzen, in 6 gleiche Teile schneiden und auf eine Eisenpfanne geben. 3–4 Minuten auf jeder Seite herausbacken. Auf Küchenpapier auskühlen lassen.

Man kann sie auch in einem 220° C/Gas Stufe 7 heißen Rohr auf einem Backblech 5–8 Minuten backen.

Vollkornzwieback

Ergibt 30 Stück

Pro Stück: 40 kcal/180 kJ, 5 g (1/2 BE) Kohlenhydrate, 1 g Ballaststoffe, 1 g Eiweiß, 2 g Fett

100 g Haferflocken
100 g Vollkornmehl
1/2 TL Salz
70 g vielfach ungesättigte Margarine
100 g kalte zerdrückte, gekochte Kartoffeln

zuckerfreier flüssiger Süßstoff (für 18 TL Zucker)

Das Rohr auf 180° C/Gas Stufe 4 vorwärmen. Zwei Backbleche befetten. Die Haferflocken, Mehl und Salz vermengen und die Margarine einkneten. Die Kartoffeln mit dem Süßstoff vermengen, in die Mischung einkneten und zu einem sehr festen Teig verarbeiten. Auf einem bemehlten Brett sehr dünn ausrollen und in 30 runde Formen mit einer 6 cm großen Keksform ausstechen. Auf das Blech legen und 25–30 Minuten backen, bis sie knusprig und goldgelb sind. Auf einem Rost auskühlen lassen und in einer Dose luftdicht aufbewahren.

Kümmelzwieback

4 TL ganzen Kümmel und 1/2 TL geriebene Muskatnuß beifügen.

Orangenzwieback

Die feingeriebene Rinde einer ungespritzten Orange (oder 1/2 Orangen- und 1/2 Zitronenschale) und 2 Teile Korianderpulver beifügen.

Pikanter Zwieback

An Stelle des Süßstoffes 1 EL geriebene Zwiebel, 1–2 TL Knoblauchsalz, 1/4 TL Senfpulver und Cayennepfeffer beifügen.

Köstliche Schnitten (siehe auch Seite 92)

Ergibt 24 Stück

Pro Stück: 90 kcal/380 kJ, 10 g (1 BE) Kohlenhydrate, 2 g Ballaststoffe, 2 g Eiweiß, 4 g Fett

200 g Vollkornmehl
2 TL Backpulver
1 Messerspitze Salz
100 g vielfach ungesättigte Margarine
zuckerfreier flüssiger Süßstoff (für 60 g Zucker)
70 g zerdrückte Kartoffeln (oder Pürreflocken)
200 g geriebene Möhren/Karotten
100 g gekochte und geschälte Edelkastanien, fein gehackt
70 g kernlose Datteln, gehackt
70 g Sultaninen, gehackt
1/4 TL Zimt
1/4 TL geriebene Muskatblüte
2 mittelgroße Eier, geschlagen

Das Rohr auf 180° C/Gas Stufe 4 vorwärmen.

Mehl, Backpulver und Salz vermischen und die Margarine einkneten. Den Süßstoff mit den Kartoffeln vermengen und mit den Edelkastanien, Datteln, Sultaninen, Möhren/Karotten, Gewürzen und dem Mehl verarbeiten. Die Eier hineingeben und zu einer ziemlich steifen Konsistenz verkneten. In eine beschichtete 18 x 28 cm große Form füllen und 30–35 Minuten backen. In der Form auskühlen lassen und in 24 Schnitten schneiden.

Haselnußmakronen

Ergibt 20 Stück

Pro Stück: 100 kcal/430 kJ, 10 g (1 BE) Kohlenhydrate, 2 g Ballaststoffe, 3 g Eiweiß, 5 g Fett

225 g Vollkornmehl
30 g geriebene Gerste
100 g geriebene Haselnüsse
15 g/3 TL Backpulver
1 Prise Salz
75 g / 5 EL Margarine
100 g kalte zerdrückte Kartoffeln
zuckerfreier flüssiger Süßstoff (für 15 TL Zucker)
60 g Sultaninen, gehackt
1 geriebene Orangenschale (ungespritzt)
1 kleines Ei, geschlagen
30 g/2 EL Magerjoghurt

Das Rohr auf 200° C/Gas Stufe 6 vorwärmen.

Zwei Backbleche befetten. Mehl, Gerste, Haselnüsse, Backpulver und Salz vermengen, dann die Margarine einkneten. Die Kartoffeln und den Süßstoff miteinander vermischen und zusammen mit den Sultaninen und der Orangenschale vermengen. Das Ei mit Joghurt verrühren und alles zusammen zu einer ziemlich steifen Konsistenz verarbeiten. Davon kleine runde Häufchen auf das Backblech legen und 10–15 Minuten backen. Auf einem Rost auskühlen lassen.

Rhabarber-Dattelkuchen (siehe Seite 92)

Ergibt 12 Scheiben

Pro Scheibe 140 kcal/590 kJ, 20 g (2 BE) Kohlenhydrate, 4 g Ballaststoffe, 4 g Eiweiß, 5 g Fett

225 g Vollkornmehl
15 g / 3 TL Backpulver
225 g Rhabarber, gehackt
170 g kernlose Datteln, gehackt
60 g vielfach ungesättigte Margarine
1 Ei, geschlagen
60 ml / 4 EL Magermilch

Das Rohr auf 190° C/Gas Stufe 5 vorwärmen.

Den Rhabarber 5–10 Minuten kochen. Die Margarine mit dem Mehl und Backpulver verarbeiten. Die Datteln und den Rhabarber beimengen. Ei und Milch verrühren und gut mit allem vermischen. In einer Kuchenform 1 Stunde backen. In 12 Stücke aufteilen.

Früchtebrot mit Nüssen

Ergibt 12 Scheiben

Pro Scheibe: 120 kcal/510 kJ, 20 g (2 BE) Kohlenhydrate, 2 g Ballaststoffe, 3 g Eiweiß, 7 g Fett

140 g Vollkornmehl
1 Prise Salz
1 TL Zimt
60 g vielfach ungesättigte Margarine
100 g Apfel, gerieben
2 TL geriebene Orangenschale (ungespritzt oder getrocknet)
1 Ei, geschlagen
90 ml Trockenmilch
85 g kernlose Datteln, gehackt
45 g Walnüsse, gehackt

Das Rohr auf 160° C/Gas Stufe 3 vorwärmen.

Das Mehl mit Salz und Zimt vermischen. Mit der Margarine, dem Apfel und der Orangenschale cremig rühren. Das Ei mit der Milch vermischen und langsam in die Mehlmischung gut einrühren. Die Datteln und Nüsse unterheben. 20 Minuten backen. Dann die Temperatur auf 150° C/Gas Stufe 2 herabsetzen und 45–60 Minuten weiterbacken. Auf einem Rost auskühlen lassen.

NACHSPEISEN

Türkisches Aprikosen- und Orangendessert

4–6 Portionen

4 Portionen
Pro Portion: 140 kcal/610 kJ, 30 g (3 BE) Kohlenhydrate, 15 g Ballaststoffe, 6 g Eiweiß, 1 g Fett

6 Portionen
Pro Portion: 100 kcal/410 kJ, 20 g (2 BE) Kohlenhydrate, 10 g Ballaststoffe, 4 g Eiweiß, 1 g Fett

250 g getrocknete Aprikosen, über Nacht gequollen in
500 ml Wasser
geriebene Schale einer Orange (ungespritzt)
restlicher Orangensaft (siehe Creme)
zuckerfreier flüssiger Süßstoff nach Geschmack

Creme:
60 g Magerquark
86 ml Magerjoghurt
25 ml Orangensaft
zuckerfreier flüssiger Süßstoff nach Geschmack

Die Aprikosen langsam in der Flüssigkeit kochen, bis sie weich sind (20–30 Minuten). Die Orangenschale und den Saft hinzufügen, leicht abkühlen und nach Geschmack süßen. 4–6 Aprikosen zur Seite legen, die restlichen pürieren und in Dessertschalen füllen. Quark, Topfen, Joghurt, Orangensaft und Süßstoff im Mixer pürieren. Über das Aprikosenpüree gießen und die zur Seite gelegten Aprikosen mit der runden Hälfte nach oben in die Mitte legen. Vor dem Servieren kalt stellen.

Diabetikergelee

4 Portionen

Pro Portion: 10 kcal/40 kJ, Kohlenhydrate vernachlässigt (0 BE), Ballaststoffe vernachlässigt, 3 g Eiweiß, Fett vernachlässigt

15 g / 2 TL Gelatine
425 ml Wasser
150 ml Diabetikerfruchtsaft (Orangen- oder Zitronensaft)

Die Gelatine in etwas heißem, aber nicht kochendem Wasser auflösen. Das restliche Wasser und den Diabetikerfruchtsaft hinzufügen, in eine große oder mehrere kleine Dessertschalen gießen und kalt stellen.

Birnen in Zitronengelee

4 Portionen

Pro Portion: 60 kcal/240 kJ, 10 g (1 BE) Kohlenhydrate, 4 g Ballaststoffe, 3 g Eiweiß, 0 g Fett

Wie beim oben beschriebenen Diabetikergeleee vorgehen, jedoch 600 ml Diabetiker-Zitronenlimonade und 20 g / 4 EL Gelatine verwenden. Wenn die Flüssigkeit erkaltet ist, 500 g ungezuckerte Birnen aus der Dose, ohne Saft und klein geschnitten, beifügen. Statt Wasser kann die Dosenflüssigkeit genommen werden.

Sommerfrüchtepudding

4 Portionen

Pro Portion: 80 kcal/340 kJ, 10 g (1 BE) Kohlenhydrate, 9 g Ballaststoffe, 5 g Eiweiß, 1 g Fett

115 g Orangen (ungespritzt)
1 Zimtstange (etwa 5 cm lang)
250 ml kaltes Wasser
20 g / 2 EL Vollkornmehl
zuckerfreien flüssigen Süßstoff nach Geschmack
450 g gemischte Beeren
100 g Magerquark (Topfen)

Die Orangenschale grob reiben oder in Julienne-Streifen schneiden. Den Orangensaft aufheben. Das Wasser mit der Zimtstange zum Kochen bringen. Das Mehl mit etwas kaltem Wasser vermischen und langsam in das kochende Wasser einrühren. 3–5 Minuten kochen lassen, bis die Flüssigkeit klar wird. Die Zimtstange entfernen, die Beeren hinzufügen und 2–3 Minuten langsam dünsten lassen, bis sie nicht zu weich sind. Vom Feuer nehmen und vorsichtig den Orangensaft und den Süßstoff einrühren. Zudecken und kühl stellen. Auf vier Schalen aufteilen, den Quark darauf anrichten und mit einigen Streifen Orangenschalen garnieren.

Apfel-Kirschenspeise

4 Portionen

Pro Portion: 120 kcal/500 kJ, 10 g (1 BE) Kohlenhydrate, 1 g Ballaststoffe, 10 g Eiweiß, 3 g Fett

250 g Magerquark
150 ml Heidelbeerjoghurt, mager
200 g rote Äpfel, entkernt und geschnitten
einige Blätter frische Pfefferminze

Den Quark in die Joghurt einrühren und die Apfelstücke dazugeben. Zugedeckt etwas kühl stellen. Mit frischen Pfefferminzblättern garniert servieren.

Melonen-Himbeerbecher

4 Portionen

Pro Portion: 50 kcal/200 kJ, 10 g (1 BE) Kohlenhydrate, 5 g Ballaststoffe, 2 g Eiweiß, 0 g Fett

1 TL feingeriebene Zitronenschale (ungespritzt)
2 TL feingeriebene Orangenschale (ungespritzt)
15 ml / 1 EL Zitronensaft
120 ml / 8 EL Orangensaft
zuckerfreien flüssigen Süßstoff nach Geschmack
400 g Melone, halbiert und entkernt
200 g Himbeeren
einige Blätter frische Pfefferminze

Die Orangen- und Zitronenschale und den Saft vermischen, süßen und 20 Minuten stehen lassen. Mit einem kleinen Löffel aus der Melone kleine Bällchen formen oder die Melone in größere Würfel schneiden. Zu den Himbeeren geben, den Saft darübergießen und vorsichtig vermischen. Eine halbe Stunde oder länger kühl stellen.

Wieder in die ausgehöhlten Melonenteile füllen oder in Glasschalen, den Saft entsprechend aufteilen und mit frischen Pfefferminzblättern garniert servieren.

Spritziger Fruchtsalat

4 Portionen

Pro Portion: 50 kcal/220 kJ, 10 g (1 BE) Kohlenhydrate, 3 g Ballaststoffe, 1 g Eiweiß, Fett vernachlässigt

200 g Äpfel, entkernt, aber ungeschält
115 g Orangen, geschält und in Stücke geschnitten
60 g Weintrauben, halbiert und entkernt
425 g ml zuckerfreie Limonade mit Kohlensäure
100 g Bananen

Die Äpfel in Würfel schneiden und zusammen mit den Orangenstückchen, Weintrauben und der Limonade mischen. Kurz vor dem Servieren die Banane in Scheiben schneiden und dazugeben. Sofort servieren.

Erdbeertörtchen (siehe Seite 92)

Ergibt 20 Stück

Pro Stück: 80 kcal/360 kJ, 10 g (1 BE) Kohlenhydrate, 1 g Ballaststoff, 3 g Eiweiß, 3 g Fett

Teig:
200 g Vollkornmehl
100 g gekochte zerdrückte Kartoffeln
70 g vielfach ungesättigte Margarine
1 Prise Salz

Fülle:
400 g kleine Erdbeeren
200 g Magerquark/Topfen
300 ml Erdbeergelee

Das Rohr auf 200° C/Gas Stufe 6 vorwärmen.

Den Teig (Gratinierter Gemüseflan siehe Seite 55) vorbereiten und mit einer runden Form 20 Törtchen ausstechen. In kleine Törtchenformen pressen und 10–25 Minuten backen. Auskühlen lassen, den Quark (Topfen) aufteilen und einfüllen. Die Erdbeeren darauf arrangieren. Jeweils 15 ml/1 EL Gelee, das kalt sein sollte und gerade fest zu werden beginnt, darüberstreichen.

Brombeer-Apfelschaum

4 Portionen

Pro Portion: 80 kcal/340 kJ, 10 g (1 BE) Kohlenhydrate, 8 g Ballaststoffe, 6 g Eiweiß, 2 g Fett

200 g Kochäpfel, gehackt
200 g Brombeeren oder andere Beeren
zuckerfreien flüssigen Süßstoff nach Geschmack
15 g geschmackfreie Gelatine
125 ml Wasser
2 Eiklar, steif geschlagen
20 g / 2 EL gehackte Haselnüsse

Äpfel und Beeren mitsammen kochen, bis sie weich sind. Nach Geschmack süßen. Die Gelatine in 45 ml/3 EL heißem Wasser auflösen und in die Früchte einrühren. Kühl stellen, bis sie gerade fest werden, dann den steifgeschlagenen Schnee unterziehen. In Dessertschalen füllen und fest werden lassen. Vor dem Servieren mit Nüssen bestreuen.

Sommerpudding

6 Portionen

Pro Portion: 120 kcal/500 kJ, 20 g (2 BE) Kohlenhydrate, 13 g Ballaststoffe, 6 g Eiweiß, 1 g Fett

680 g Johannisbeeren oder andere Beeren
125 ml Wasser
zuckerfreier flüssiger Süßstoff nach Geschmack
200 g Vollkornbrot, geschnitten
125 g Sahneersatz I oder II (Sahneersatz siehe Seite 106)
einige Blätter frische Pfefferminze

Die Beeren 5–10 Minuten in Wasser kochen, bis sie weich sind. Kalt werden lassen und nach Geschmack süßen.

Die Brotkruste entfernen, eine 600 ml große Form oder Schüssel mit 6 Brotscheiben auslegen. Einige Scheiben davon in Dreiecke schneiden, damit der Boden gut ausgelegt ist. Mit den Beeren füllen, den restlichen Brotscheiben belegen und das Fruchtwasser darübergießen. Mit einem Teller gut zudecken und mit einem Gewicht beschweren. Mehrere Stunden kühl stellen. Stürzen, den Sahneersatz darüberstreichen und mit einigen frischen Pfefferminzblättern dekorieren.

Pflaumenstreusel

4–6 Portionen

4 Portionen
Pro Portion: 190 kcal/810 kJ, 40 g (4 BE) Kohlenhydrate, 8 g Ballaststoffe, 5 g Eiweiß, 4 g Fett

6 Portionen
Pro Portion: 130 kcal/540 kJ, 20 g (2 BE) Kohlenhydrate, 6 g Ballaststoffe, 3 g Eiweiß, 3 g Fett

30 g vielfach ungesättigte Margarine
100 g Vollkornmehl
2 TL Zimt
100 g Edelkastanien, gehackt
680 g Pflaumen, halbiert und entkernt
zuckerfreien flüssigen Süßstoff nach Geschmack

Das Rohr auf 180° C/Gas Stufe 4 vorwärmen.
Das Mehl mit 1 TL Zimt vermischen und die Margarine einkneten. Die Edelkastanien dazugeben. Die Hälfte der Pflaumen auf ein Backblech legen, mit 1/2 TL Zimt bestreuen und nach Geschmack süßen. Etwa mit einem Drittel des bröckeligen Teiges zudecken. Die zweite Hälfte der Pflaumen darauflegen, wieder mit 1/2 TL Zimt bestreuen und nach Geschmack süßen. Mit dem restlichen bröckeligen Teig belegen und 45–50 Minuten backen.

Käsekuchen mit Kirschen

6 Portionen

Pro Portion: 240 kcal/1000 kJ, 20 g (2 BE) Kohlenhydrate, 2 g Ballaststoffe, 12 g Eiweiß, 11 g Fett

Boden:
100 g Zwieback, zerdrückt
45 g vielfach ungesättigter Margarine

Fülle:
225 Magerquark (Topfen), eventuell passiert
300 ml Magerjoghurt
100 ml Orangensaft (frisch oder tiefgefroren)
15 g / 3 TL geschmacksfreie Gelatine
Schnee von 1 Eiklar
zuckerfreien flüssigen Süßstoff nach Geschmack
340 g dunkle Kirschen
10 g / 1 EL Maismehl
30 ml / 2 EL Wasser

Die Margarine flüssig werden lassen und mit den Zwiebackkrumen vermischen. Den Boden einer niedrigen runden Form damit auspressen und kühl stellen.

Die Kirschen in wenig Wasser dünsten, bis sie beginnen, weich zu werden. Absieben und den Saft aufheben. Die Kerne entfernen. Das Maismehl mit 30 ml / 2 EL Wasser verrühren, den Kirschensaft beifügen und erhitzen, bis die Flüssigkeit eingedickt ist. Süßstoffe beigeben und die Früchte leicht einrühren.

Käse, Joghurt und Orangensaft mitsammen vermischen. Die Gelatine in 60 ml / 4 EL heißem Wasser verrühren und mit der Käsemischung vermengen. Den Schnee unterziehen und alles in die Form füllen. Nach dem Auskühlen die Kirschenmasse über die Käsefülle streichen, zudecken und kühl stellen, bis alles fertig ist.

Apfelstreusel

4 Portionen

Pro Portion: 120 kcal/510 kJ, 20 g (2 BE) Kohlenhydrate, 4 g Ballaststoffe, 3 g Eiweiß, 4 g Fett

340 g Kochäpfel, entkernt
115 g Vollkornpaniermehl/ Brösel
zuckerfreien flüssigen Süßstoff nach Geschmack
etwa 1/2 TL Nelkenpulver oder Zimt
30 g vielfach ungesättigte Margarine

Das Rohr auf 190° C/Gas Stufe 5 vorwärmen.

Die Äpfel in kleine Scheiben schneiden und in wenig Wasser dünsten, bis sie weich sind. Süßen. In eine niedrige, beschichtete Tortenform abwechselnd eine Lage Äpfel mit Paniermehl/Brösel und dem Nelkenpulver oder Zimt bestreuen. Mit einer Lage Paniermehl abschließen. Die Oberfläche mit Fettflöckchen belegen und 20–25 Minuten backen, bis alles knusprig und braun ist.

Apfel-Haferflockenstreusel

4–6 Portionen

4 Portionen
Pro Portion: 230 kcal/950 kJ, 40 g (4 BE) Kohlenhydrate, 7 g Ballaststoffe, 5 g Eiweiß, 7 g Fett

6 Portionen
Pro Portion: 150 kcal/640 kJ, 20 g (2 BE) Kohlenhydrate, 5 g Ballaststoffe, 3 g Eiweiß, 5 g Fett

570 g Kochäpfel, entkernt
1/4–1/2 TL Nelkenpulver
zuckerfreien flüssigen Süßstoff nach Geschmack
60 ml / 4 EL heißes Wasser
30 g / 4 EL Haferflocken
100 g Vollkornmehl
30 g vielfach ungesättigte Margarine

Das Rohr auf 180° C/Gas Stufe 4 vorwärmen.

Die Äpfel in Scheiben schneiden. Eine Backform damit auslegen, mit Nelkenpulver bestreuen und nach Geschmack süßen. Die Haferflocken mit dem Mehl und der Margarine vermischen. Auf die Äpfel verteilen und 30–40 Minuten backen.

Es können auch andere Früchte, wie z. B. Rhabarber oder Pflaumen, verwendet werden.

Rhabarberstreusel

4 Portionen

Pro Portion: 130 kcal/550 kJ, 20 g (2 BE) Kohlenhydrate, 7 g Ballaststoffe, 4 g Eiweiß, 4 g Fett

450 g junger Rhabarber
170 g Vollkornpaniermehl/Brösel
geriebene Schale 1 Orange
1/2 TL Ginger
60 ml / 4 EL Orangensaft
1/4 TL Zimt oder Muskatnuß (nach Belieben)
zuckerfreien flüssigen Süßstoff nach Geschmack
30 g vielfach ungesättigte Margarine

Das Rohr auf 190° C/Gas Stufe 5 vorwärmen.

Den Rhabarber in 2,5 cm lange Stücke schneiden und eine feuerfeste Form damit auslegen. Eine Lage Paniermehl/Brösel darüberstreuen. Orangenschale, Ginger, Zimt und Muskatnuß, wenn sie verwendet werden, vermischen und ein wenig über das Paniermehl/Brösel streuen. Die Lagen beliebig wiederholen, jedoch mit einer Lage Paniermehl/Brösel abschließen. Mit Fettflöckchen belegen, darüber Alufolie und im Rohr 20–30 Minuten backen, bis die Oberfläche knusprig und leicht gebräunt ist. Heiß servieren.

Schlagsahneersatz I

670 kcal/2830 kJ, 50 g (5 BE) Kohlenhydrate, 0 g Ballaststoffe, 42 g Eiweiß, 37 g Fett

410 ml Kondensmilch
15 g / 1 1/2 TL Gelatinepulver
30 ml / 2 EL heißes Wasser
zuckerfreien flüssigen Süßstoff nach Geschmack

Die Gelatine in einer Tasse mit Wasser 5–10 Minuten auflösen. Die Milch ins Wasserbad stellen und erwärmen, bis sich eine Haut formt. Die Gelatine einrühren, ohne die Haut zu entfernen und alles vollkommen verrühren, bis die Gelatine zergangen ist. Die Flüssigkeit in eine Schüssel gießen und erkalten lassen. Dann mit einem Schneebesen steifschlagen. Kann so einige Tage im Kühlschrank aufbewahrt werden.

Schlagsahneersatz II

19 kcal/820 kJ, 10 g (1 BE) Kohlenhydrate, 0 g Ballaststoffe, 24 g Eiweiß, 6 g Fett

150 ml Magerjoghurt
120 g Magercottagekäse
15 ml / 3 EL Orangen- oder Zitronensaft
zuckerfreien flüssigen Süßstoff nach Geschmack

Die Zutaten im Mixer verrühren, bis sie cremig sind und eine Konsistenz wie leichtgeschlagene Schlagsahne (Schlagobers) haben. Kann einige Tage im Kühlschrank aufbewahrt werden.

IMBISSE, SAUCEN UND SALATSAUCEN

IMBISSE

Roter Bohnenaufstrich

4 Portionen

Pro Portion: 170 kcal/720 kJ, 20 g (2 BE) Kohlenhydrate, 5 g Ballaststoffe, 9 g Eiweiß, 8 g Fett

100 g Vollkornpaniermehl/Brösel
ein wenig Brühe
einige Tropfen Sojasauce
15 ml / 1 EL Maisöl
1 mittelgroße Zwiebel, gehackt
100 g gekochte rote (Kidney) Bohnen, zerdrückt
60 g Edamer, gerieben

Die Brühe vom Paniermehl/Bröseln aufsaugen lassen und einige Tropfen Sojasauce beimischen. Das Öl erhitzen, darin die Zwiebel leicht anrösten und mit den Bohnen und dem Käse sehr gut vermischen. Paniermehl/Brösel möglichst vollständig ausdrücken und mit der Bohnenmischung verrühren. Wenn nötig nachwürzen. Kalt stellen und servieren.

Erbsenaufstrich

4–6 Portionen

4 Portionen
Pro Portion: 230 kcal/980 kJ, 30 g (3 BE) Kohlenhydrate, 8 g Ballaststoffe, 10 g Eiweiß, 10 g Fett

6 Portionen
Pro Portion: 150 kcal/650 kJ, 20 g (2 BE) Kohlenhydrate, 6 g Ballaststoffe, 7 g Eiweiß, 7 g Fett

450 g junge Dosenerbsen (ohne Zucker), abgetropft
2 Knoblauchzehen, zerdrückt
1/2 TL Salz oder Selleriesalz
30 ml / 2 EL Maisöl
60 ml / 4 EL Zitronensaft
1/2 kleine Gurke mit der Schale, in Streifen geschnitten
2 mittelgroße Möhren/Karotten, in Streifen geschnitten
2 große Rippen Stangensellerie, in Streifen geschnitten

* Es ist oft einfacher, eine größere Menge Bohnen als angegeben zu kochen. Die übriggebliebenen Bohnen können im Kühlschrank aufbewahrt werden und später für Suppen, Salate usw. verwendet werden. Kochanleitung siehe Seite 36.

4 EL gehackte Petersilie
etwas Edelpaprika
4 mittelgroße Tomaten, geviertelt
340 g Vollkornbrötchen, halbiert, oder Vollkornbrot, getoastet

Die Erbsen zerdrücken, bis sie cremig sind, und mit dem Knoblauch und Salz vermengen. Abwechselnd löffelweise das Öl und den Zitronensaft hinzufügen und jedesmal gut verrühren. Die Mischung sollte eine feste, cremige Konsistenz erhalten. Zum Schluß die Petersilie einrühren, jedoch etwas zur Garnierung zurückhalten. Wenn nötig nachwürzen. In eine kleine Schüssel oder Form füllen, mit Paprika und der restlichen Petersilie bestreuen. Mit dem übrigen Gemüse und dem getoasteten Vollkornbrot oder -brötchen servieren.

Makrelenpaste

4 Portionen

Pro Portion: 150 kcal/630 kJ, 10 g (1 BE) Kohlenhydrate, Ballaststoffe vernachlässigt, 15 g Eiweiß, 9 g Fett

200 g geräucherte Makrele, enthäutet und entgrätet, zerpflückt
100 g Magerquark, wenn nötig passiert
15 ml / 1 EL französische Salatsauce (siehe Seite 120)
15 ml / 1 EL Zitronensaft
4 ml / 1 TL Sardellenpaste
Salz und Pfeffer
1 Prise Muskatnuß

Die Makrelen mit dem Käse vollständig vermengen und dann die übrigen Zutaten gut damit vermischen. Oder alle Zutaten im Mixer verrühren, nach Belieben würzen und in kleine Formen füllen. Statt der Makrele können auch Thunfisch aus der Dose, Sardinen oder Lachs verwendet werden. Für besondere Anlässe kann auch mit streifig geschnittenen Sardellenfilets garniert werden.

Bohnenaufstrich

Ergibt 280 g

Pro 30 g: 20 kcal/70 kJ, Kohlenhydrate vernachlässigt (0 BE), 1 g Ballaststoffe, 1 g Eiweiß, Fett vernachlässigt

100 g gekochte Bohnen
1 Scharlotte oder kleine Zwiebel, gehackt
1/2 mittelgroße grüne Paprikaschote, gehackt
60 g saure Gurken
30 ml / 2 EL Zitronen-Knoblauchsauce, gut gewürzt (siehe Seite 120)

Alle Zutaten im Mixer verrühren. In eine große oder vier kleine Schüssel füllen und kalt stellen.

Mit frischen Früchten, Magermilch oder Magerjoghurt ist Müsli zu jeder Tageszeit ein köstlicher und bekömmlicher Imbiß.

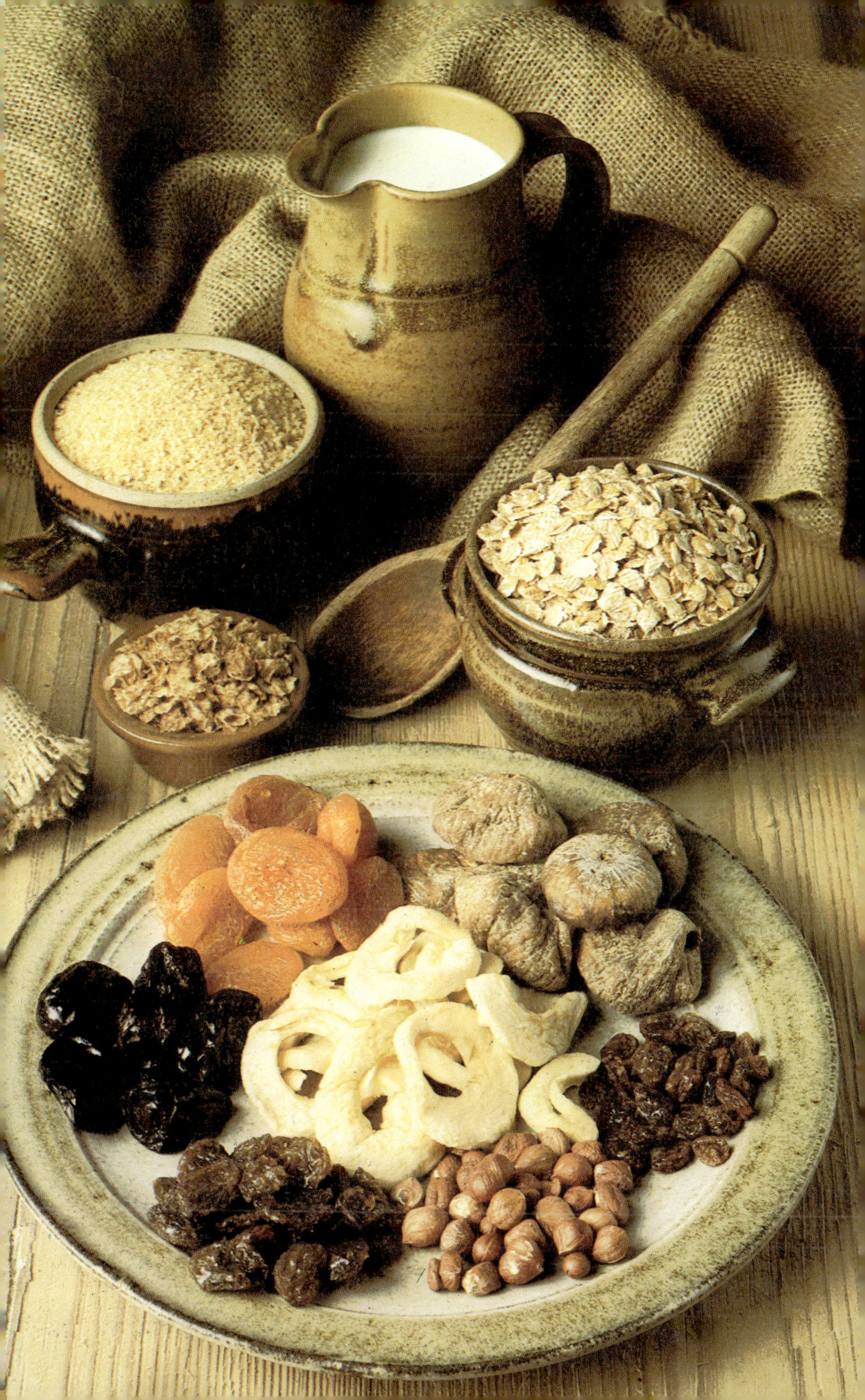

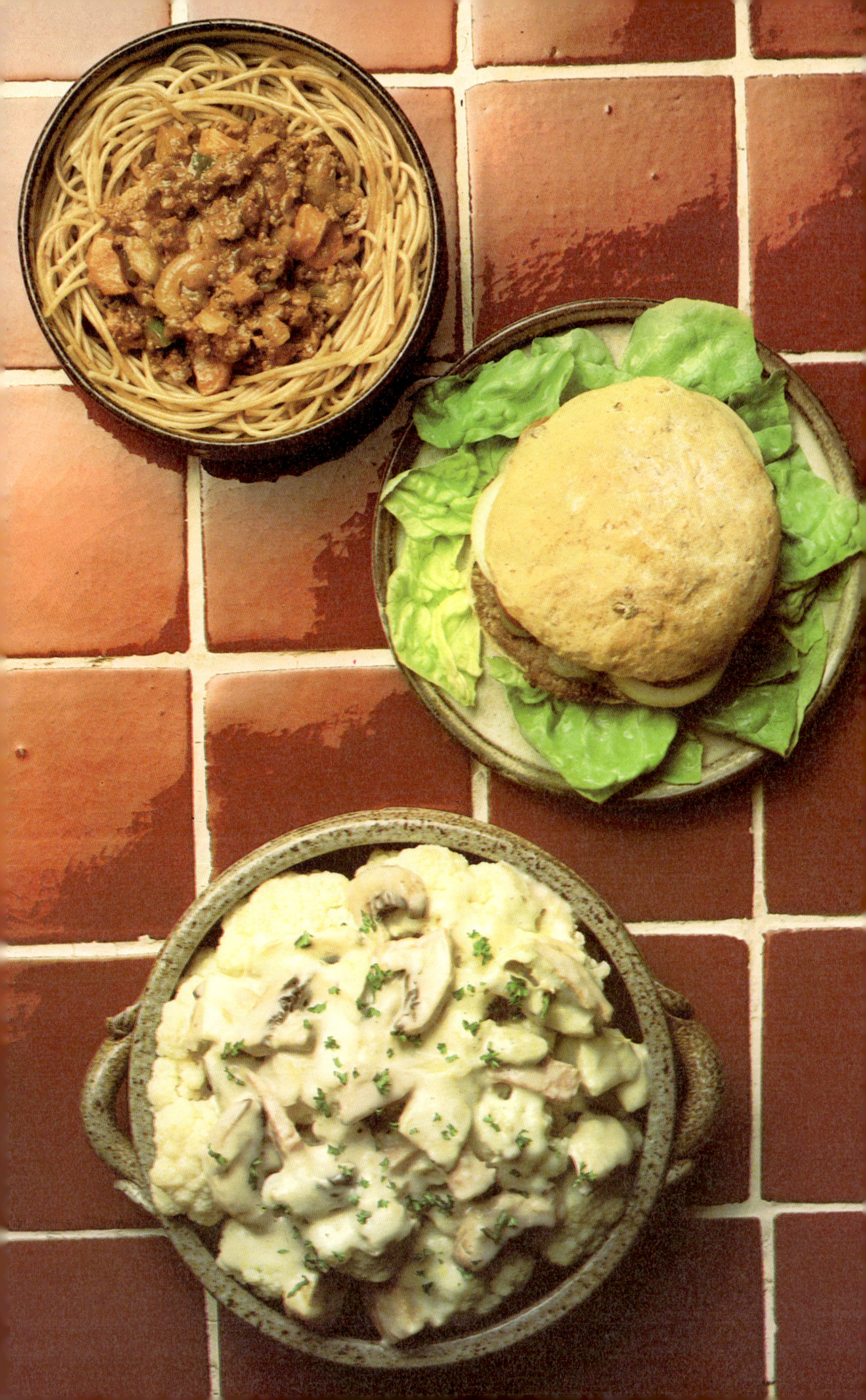

Bohnen-Gemüseaufstrich

Ergibt 435 g

Pro 30 g: 20 kcal/70 kJ, Kohlenhydrate vernachlässigt (0 BE), 1 g Ballaststoffe, 1 g Eiweiß, Fett vernachlässigt

100 g gekochte Bohnen
60 g Möhren/Karotten, geraspelt
60 g Maiskörner
60 g Lauch oder Zwiebel, gehackt
60 g rote Paprikaschote, gehackt
60 g Brunnenkresse
30 ml / 2 EL französische Salatsauce (siehe Seite 120)
Salz und Pfeffer
1 TL Meerrettich

Alle Zutaten im Mixer zu einer leicht cremigen Paste verrühren. In eine große oder vier kleine Schüssel füllen und kalt stellen.

Trincomalee-Reis

6 Portionen

Pro Portion: 320 kcal/1340 kJ, 60 g (6 BE) Kohlenhydrate, 6 g Ballaststoffe, 14 g Eiweiß, 5 g Fett

400 g langkörniger Naturreis
1 große Zwiebel, fein gehackt
Salz und Pfeffer
1 l kochende Hühnerbrühe
100 g Hühnerleber, in Öl gebraten und klein geschnitten
60 g magerer gekochter Schinken, klein geschnitten
60 g frische Champignons, geschnitten
100 g tiefgefrorene Erbsen
2 Eier, verrührt
100 g Dosenananas im eigenen Saft, ohne Zucker, würfelig geschnitten
2 TL Sojasauce

Das Rohr auf 180° C/Gas Stufe 4 vorwärmen.

Den Reis, die Zwiebel, Salz und Pfeffer mit der Brühe zugedeckt im Rohr eine Stunde kochen. Die Hühnerleber, den Schinken, die Champignons und Erbsen untermischen und weitere 15 Minuten ins Rohr geben.

In der Zwischenzeit die Eier in einer beschichteten Pfanne braten und in dünne Streifen schneiden. In den Reis geben, ebenso die Ananasstückchen und die Sojasauce. Durchmischen und servieren.

Türkisches Pilaff

4–6 Portionen

4 Portionen
Pro Portion: 450 kcal/1900 kJ, 100 g (10 BE) Kohlenhydrate, 11 g Ballaststoffe, 13 g Eiweiß, 3 g Fett

---

Vollkornspaghetti mit Fleischsauce (oben, siehe Seite 114), Semmeln mit Fleisch- und Bohnenlaibchen (Mitte, siehe Seite 117), pikanter Blumenkohl (unten, siehe Seite 112).

6 Portionen
Pro Portion: 300 kcal/1270 kJ, 70 g (7 BE) Kohlenhydrate, 7 g Ballaststoffe, 9 g Eiweiß, 2 g Fett

400 g langkörniger Naturreis
1 l kochende Hühnerbrühe
Bouquet garni (Lorbeerblatt, Petersilie, Thymian)
Salz und Pfeffer
60 g Korinthen oder Rosinen, grob gehackt
90 g gekochte junge Erbsen
1 mittelgroße grüne Paprikaschote, gehackt
3 mittelgroße Tomaten, gehackt

Das Rohr auf 180° C/Gas Stufe 4 vorwärmen.

Den Reis mit der Brühe, dem Bouquet garni, Salz, Pfeffer und den Rosinen zugedeckt in einer feuerfesten Form im Rohr eine Stunde kochen. Die Erbsen, grüne Paprikaschoten und Tomaten dazugeben und weitere 15 Minuten zugedeckt kochen. Bouquet garni entfernen und leicht mit einer Gabel durchmischen. Der Reis sollte trocken und körnig sein.

Mit einer Joghurtsauce (siehe Seite 119) servieren.

Muesli

Pro 60 g (trocken, ohne Milch oder Joghurt): 190 kcal/800 kJ, 30 g (3 BE) Kohlenhydrate, 8 g Ballaststoffe, 6 g Eiweiß, 4 g Fett

200 g Haferflocken
60 g Hirseflocken
60 g Weizenschrot
60 g Roggenflocken
60 g Kleieflocken
60 g getrocknete Aprikosen, gehackt
60 g gemischte Rosinen, Korinthen und Sultaninen, gehackt
60 g Haselnüsse, gehackt
1/4 TL Zimt

Die trockenen Zutaten mischen und in einem luftdichten Behälter aufbewahren. Mit Milch oder Magerjoghurt und Früchten, eventuell mit Süßstoff servieren.

Pikanter Blumenkohl / Karfiol

4 Portionen
Pro Portion: 200 kcal/860 kJ, 10 g (1 BE) Kohlenhydrate, 5 g Ballaststoffe, 19 g Eiweiß, 9 g Fett

100 g gekochtes Hühnerfleisch, kleinwürfelig geschnitten
100 g magerer gekochter Schinken, fein gehackt
225 g Champignons, geschnitten
1 TL mildes Currypulver
500 ml weiße Sauce (siehe Seite 118)
1 großer (oder 2 kleine) Blumenkohl, in Röschen zerpflückt, jedoch mit Blättern oder Stengel
2 EL gehackte Petersilie
Salz und Pfeffer

Das Hühnerfleisch, den Schinken, die Champignons und das Currypulver in die Weiße Sauce geben und 10 Minuten auf kleiner Flamme kochen. In der Zwischenzeit den Blumenkohl in kochendem Salzwasser weich werden lassen, gut abtropfen lassen und auf einer Platte anrichten. Die heiße Sauce darübergießen und vor dem Servieren mit Petersilie bestreuen.

Statt Currypulver können auch andere Gewürze oder Kräuter nach Belieben verwendet werden.

Schnelle Paella

4–6 Portionen

4 Portionen
Pro Portion: 460 kcal/1920 kJ, 70 g (7 BE) Kohlenhydrate, 10 g Ballaststoffe, 29 g Eiweiß, 8 g Fett

6 Portionen
Pro Portion: 300 kcal/1280 kJ, 50 g (5 BE) Kohlenhydrate, 7 g Ballaststoffe, 19 g Eiweiß, 5 g Fett

340 g langkörniger Naturreis
etwas Safran
15 ml / 1 EL Maisöl
1 große Zwiebel, gehackt
1 Knoblauchzehe, zerdrückt
125 ml Hühnerbrühe
125 g frische oder tiefgefrorene Garnelen
100 g gekochtes Hühnerfleisch, würfelig geschnitten
115 g Krabbenfleisch
200 g Erbsen
1 EL Salbei
Salz und Pfeffer
2 EL gehackte Petersilie
1 mittelgroße rote Paprikaschote, in Streifen geschnitten

Den Reis (siehe Seite 37) mit Safran kochen. In der Zwischenzeit das Öl erhitzen und darin Zwiebel und Knoblauch glasig rühren. Danach die Hälfte der Brühe mit den Garnelen, Hühner- und Krabbenfleisch, Erbsen, Salbei beimengen, salzen und pfeffern. Auf kleiner Flamme heiß werden lassen und so lange kochen, bis das Fleisch heiß und die Erbsen gekocht sind – die Flüssigkeit wird dabei etwas verdunsten. Den gekochten Reis einrühren, wenn nötig, mehr Brühe hinzufügen – die Konsistenz soll leicht saftig sein.

Zum Schluß die Petersilie einrühren und einige Minuten weiter dünsten lassen.

Kalorienarme Leberpastete

4 Portionen

Pro Portion: 130 kcal/540 kJ, 10 g (1 BE) Kohlenhydrate, Ballaststoffe vernachlässigt, 11 g Eiweiß, 7 g Fett

200 g Kalbsleber
1 EL Stangensellerie, gehackt
1 EL gehackte Petersilie
1 EL gehackte Zwiebel
150 ml Tomatensuppe) aus der Dose (oder ein anderer Geschmack nach Wahl)*

Die Leber fein schaben und mit der Sellerie, Petersilie und Zwiebel gut vermengen. In die Suppe einrühren und 10 Minuten bei ständigem Rühren kochen. In 4 kleine Töpfe füllen und erkalten lassen. Zudecken und kühl stellen.

Spaghetti mit Fleischsauce (siehe Seite 110)

4 Protionen

Pro Portion: 430 kcal/1810 kJ, 60 g (6 BE) Kohlenhydrate, 11 g Ballaststoffe, 21 g Eiweiß, 12 g Fett

30 ml / 2 EL Maisöl
170 g mageres Rindfleisch, durch den Wolf gedreht
2 mittelgroße Zwiebeln, gehackt
1 Knoblauchzehe, zerdrückt
2 mittelgroße Möhren/Karotten, gehackt
2 Rippen Stangensellerie, gehackt
30 ml / 2 EL Tomatenpüree
375 ml Brühe
1 EL Basilikum
20 g / 2 EL gehackte Paprikaschote
Salz und Pfeffer
340 g Vollkornspaghetti

Das Öl erhitzen und darin langsam das Fleisch, die Zwiebeln, den Knoblauch, die Möhren/Karotten und Sellerie 10 Minuten lang auf kleiner Flamme anbraten. Das Tomatenpüree einrühren. Mit Suppe aufgießen, Basilikum, Pfeffer, Salz und die gehackte Paprikaschote hinzufügen und 30–40 Minuten dünsten.

In der Zwischenzeit die Spaghetti in einem großen Topf mit kochendem Salzwasser 10–15 Minuten oder nach Kochanleitung kochen. Absieben, die Sauce darübergießen und gleich servieren.

Spaghetti mit Tomatensauce

4 Portionen

Pro Portion: 340 kcal/1430 kJ, 60 g (6 BE) Kohlenhydrate, 10 g Ballaststoffe, 13 g Eiweiß, 6 g Fett

15 ml / 1 EL Öl
1 große Zwiebel, gehackt
400 g Dosentomaten
1/2 EL Majoran
1 TL Knoblauchsalz
Pfeffer
340 g Vollkornspaghetti

Das Öl erhitzen und langsam darin die Zwiebel hellbraun anrösten. Die Tomaten einrühren und 15–20 Minuten auf kleiner Flamme dünsten, bis sie eingedickt sind. Majoran, Salz und Pfeffer dazugeben.

In der Zwischenzeit die Spaghetti in kochendem Salzwasser 10–15 Minuten oder nach Kochanleitung kochen, gut abtropfen lassen, die Sauce darübergießen und servieren.

Gerstenkasserolle mit Champignons

4 Portionen

Pro Portion: 470 kcal/1990 kJ, 80 g (8 BE) Kohlenhydrate, 12 g Ballaststoffe, 26 g Eiweiß, 9 g Fett

15 g vielfach ungesättigte Margarine
280 ml Hühnerbrühe
Salz und Pfeffer

2 mittelgroße Zwiebeln, gehackt
1 Knoblauchzehe, zerdrückt
450 g frische Champignons
200 g Gerstekörner
1 EL Basilikum
200 g kaltes Hühnerfleisch, klein geschnitten
3 EL gehackte Petersilie
200 g Vollkornspaghetti

Die Margarine zergehen lassen und darin Zwiebeln und Knoblauch 5 Minuten glasig rühren. Die Champignons dazugeben und langsam 5 Minuten weiterrösten, bis die Pilze goldgelb sind. Gerste und Basilikum beifügen und leicht vermischen. Mit der Brühe aufgießen, salzen und pfeffern. Langsam wieder zum Kochen bringen, zudecken und auf kleiner Flamme 30 Minuten dünsten lassen. Das Hühnerfleisch beifügen, wieder zudecken und weitere 15–20 Minuten dünsten, bis die Gerste weich ist. In der Zwischenzeit die Spaghetti (siehe Seite 38) weich kochen.

Die Petersilie in die Kasserolle einrühren und mit den Spaghetti servieren.

Gerstentopf

4 Portionen

Pro Portion: 500 kcal/2100 kJ, 90 g (9 BE) Kohlenhydrate, 20 g Ballaststoffe, 18 g Eiweiß, 12 g Fett

15 ml / 1 EL Öl
225 g gehackte Zwiebeln
1 TL Hefe
850 ml Gemüsebrühe
60 g Gerstenkörner
120 g Gerstenflocken
120 g Bohnen, gequollen (siehe Seite 36)
1 Lorbeerblatt
1 EL Majoran
1/2 EL Sommerkräuter
2 Kardamonsamen
Salz und Pfeffer
115 g frische oder tiefgefrorene Erbsen
2 mittelgroße Möhren/Karotten, geraspelt
30 ml / 2 EL französische Salatsauce (siehe Seite 120)
225 g Vollkornsemmeln (siehe Seite 94)

Das Öl erhitzen und darin die Zwiebeln anrösten, bis sie braun ist. Die Hefe in der Brühe auflösen. Die Gerstekörner und Gersteflocken, Bohnen, Brühe, Kräuter, Kardamonsamen zu den Zwiebeln geben, salzen, pfeffern und 10 Minuten kochen lassen. Zudecken und 2 Stunden auf kleiner Flamme, unter häufigem Umrühren und mehrmaligem Aufgießen mit Brühe oder Wasser, weiterkochen lassen, bis die Mischung eingedickt ist. 10 Minuten vor dem Servieren die Erbsen dazugeben und, wenn nötig, nachwürzen.

Die Möhren/Karotten mit der Salatsauce vermischen. Dazu grünen Salat und Vollkornsemmeln servieren.

Bohnen in Tomatensauce

4 Portionen

Pro Portion: 330 kcal/1260 kJ, 30 g (3 BE) Kohlenhydrate, 9 g Ballaststoffe, 19 g Eiweiß, 10 g Fett

500 ml Tomatensaft
1 Scharlotte oder kleine Zwiebel, gerieben oder ganz fein gehackt
75 ml / 5 EL Apfelessig
10 ml / 2 TL Worcestersauce
1 Spritzer Tabascosauce
1/4 TL Selleriesalz
1/4 TL Pfeffer
1 TL Salz
1 Prise Estragon, getrocknet
450 g gekochte Sojabohnen (225 g Trockengewicht)
200 g Vollkornbrot in Schnitten, getoastet (siehe Seite 94)

Die Scharlotte oder Zwiebel mit Essig, Worcester- und Tabascosauce im Tomatensaft 5 Minuten kochen. Vom Feuer nehmen, auskühlen lassen und im Mixer pürieren. Wieder aufs Feuer geben, die Bohnen dazugeben und 10 Minuten kochen. In Portionen aufteilen und mit getoastetem Brot servieren. (Es können auch andere mittelgroße Bohnen verwendet werden.)

Bohnenragout

4–6 Portionen

4 Portionen
Pro Portion: 280 kcal/1190 kJ, 40 g (4 BE) Kohlenhydrate, 12 g Ballaststoffe, 13 g Eiweiß, 9 g Fett

6 Portionen
Pro Portion: 190 kcal/790 kJ, 30 g (3 BE) Kohlenhydrate, 8 g Ballaststoffe, 9 g Eiweiß, 6 g Fett

30 ml / 2 EL Maisöl
2 große Zwiebeln, in Scheiben geschnitten
2 Rippen Stangensellerie, gehackt
1 mittelgroße Möhre/Karotte, in dünne Streifen geschnitten oder grob gerieben
25 g / 2 1/2 EL Vollkornmehl
500 ml Fleisch- oder Gemüsebrühe
1 TL Hefe
1 TL Knoblauchsalz
1/4 TL Pfeffer
400 g gekochte Bohnen (140 g Trockengewicht)
4 EL gehackte Petersilie
2 EL gehackte gemischte Kräuter
115 g Vollkornbrot in Scheiben geschnitten, getoastet, in Dreiecke geschnitten und mit Paprika bestreut

Das Öl erhitzen und darin die Zwiebeln, Sellerie und Möhren/Karotten goldbraun anrösten. Mit Mehl bestäuben und unter ständigem Rühren leicht anbräunen. Mit Brühe aufgießen, die Hefe dazugeben, salzen und pfeffern. Unter ständigem Rühren zum Kochen bringen. Die Bohnen und Petersilie dazugeben und weitere 10 Minuten erhitzen. In eine große Keramikschüssel gießen, mit den frischen Kräutern bestreuen und die getoasteten Vollkorndreiecke außen kreisförmig anrichten.

Hongkonglaibchen

4 Portionen

Pro Portion: 420 kcal/1750 kJ, 50 g (5 BE) Kohlenhydrate, 12 g Ballaststoffe, 26 g Eiweiß, 12 g Fett

200 g gekochte Sojabohnen, passiert
200 g gekochten Naturreis
100 g magerer gekochter Schinken, fein gehackt
1 mittelgroße Zwiebel, gerieben oder fein gehackt
200 g Maiskörner
2 mittelgroße Eier, leicht verrührt
75 ml / 5 EL Magermilch
200 g Vollkornpaniermehl/ Brösel
3 EL gehackte Petersilie
1/4 TL Selleriesalz
1/4 EL Pfeffer
15 ml / 1 EL Zitronensaft
1 Prise scharfen Paprika
2 Bund Brunnenkresse oder Salatblätter

Das Rohr auf 220° C/Gas Stufe 7 vorwärmen.

Alle Zutaten gut vermischen und in 8 Laibchen formen. Auf eine beschichtete Backform legen und 15–20 Minuten goldbraun backen. Oder unter einem mittelheißen Grill auf beiden Seiten bräunen lassen. Mit Paprika bestreuen, Brunnenkresse oder Salatblättern dekorieren und servieren.

Fleisch- und Bohnenlaibchen

4 Portionen

Pro Portion: 320 kcal/1340 kJ, 40 g (4 BE) Kohlenhydrate, 11 g Ballaststoffe, 21 g Eiweiß, 10 g Fett

200 g mageres Rindfleisch, durch den Wolf gedreht
200 g Vollkornpaniermehl/ Brösel
300 g gekochte Bohnen, zerdrückt
1 große Zwiebel, fein gehackt
2 EL gehackte Petersilie
1 TL Knoblauchsalz
1/4 TL Pfeffer
1 große Prise Cayennepfeffer
150 ml Magermilch

Das Rohr auf 190° C/Gas Stufe 5 vorwärmen.

Fleisch, Paniermehl/Brösel, Bohnen, Zwiebel, Petersilie und Gewürze mit einer Gabel gut vermischen. Langsam die Milch dazugeben. In vier gleichgroße Laibchen formen und 20–25 Minuten im Rohr braten, bis sie braun sind.

Semmeln mit Fleisch- und Bohnenlaibchen

(siehe Seite 110)

4 Portionen

Pro Portion: 520 kcal/2200 kJ, 80 g (8 BE) Kohlenhydrate, 19 g Ballaststoffe, 20 g Eiweiß, 13 g Fett

4 x 85 g Vollkornsemmeln
2 Fleisch- und Bohnenlaibchen (siehe obenstehendes Rezept)
4 große Zwiebelscheiben
8 große Tomatenscheiben
4 frische Salatblätter
4 EL Tomatensauce II (siehe Seite 119)
4 EL saure Gurken oder Dillgurken

Die Semmeln durchschneiden, die Zutaten in vier gleiche Teile teilen und die Semmeln damit belegen.

Als Salatzutaten können auch noch frische Gurkenscheiben, Kresse und Frühlingszwiebel verwendet werden.

SAUCEN

Weiße Sauce

Insgesamt: 260 kcal/1080 kJ, 30 g (3 BE) Kohlenhydrate, 2 g Ballaststoffe, 11 g Eiweiß, 13 g Fett

250 g Magermilch
15 ml / 2 1/2 TL vielfach ungesättigte Margarine
20 g / 2 EL Vollkornmehl
Salz und Pfeffer

Milch und Margarine in einem kleinen Topf erwärmen und das Mehl einrühren. Unter ständigem Rühren langsam erhitzen, bis die Mischung kocht und eindickt. 2 Minuten kochen lassen und gut würzen.

Variation
Sardellensaue 10 ml / 2 TL Sardellenpaste einrühren.
Kapernsauce 2 EL grob gehackte Kappern einrühren.
Petersiliensauce 2 EL gehackte Petersilie und, wenn erwünscht, 5 ml/1 TL Zitronensaft einrühren.

Currysauce

Ingesamt: 510 kcal / 2120 kJ, 50 g (5 BE) Kohlenhydrate, 7 g Ballaststoffe, 7 g Eiweiß, 32 g Fett

30 g / 2 EL Maisöl
100 g Kochäpfel, gehackt
1 mittelgroße Zwiebel, gehackt
4 TL Currypulver
30 g / 3 EL Vollkornmehl
250 g Brühe
15 g / 1 EL Chutney
1 TL Salz
30 ml / 2 EL Zitronensaft
zuckerfreien flüssigen Süßstoff nach Geschmack

Das Öl erhitzen und darin die Äpfel und Zwiebel braun anrösten. Mit Currypulver bestäuben und auf kleiner Flamme 10 Minuten kochen lassen. Das Mehl einrühren und ein paar Minuten weiterkochen lassen. Langsam mit der Brühe aufgießen und wieder zum Kochen bringen. Das Chutney und Salz dazugeben und 20 Minuten ganz leicht kochen lassen. Vor dem Servieren den Zitronensaft und etwas Süßstoff einrühren.

Apfelsauce

Insgesamt: 110 kcal / 470 kJ, 30 g (3 BE) Kohlenhydrate, 7 g Ballaststoffe, 1 g Eiweiß, 0 g Fett

300 g Kochäpfel, geschält, entkernt und geviertelt
30 ml / 2 EL Wasser
zuckerfreien flüssigen Süßstoff nach Geschmack

Die Äpfel in gerade soviel Wasser kochen, daß sie nicht anbrennen. Unter gelegentlichem Rühren eindicken lassen. Nach Geschmack süßen und auskühlen lassen.

Tomatensauce I

Insgesamt: 370 kcal / 1550 kJ, 20 g (2 BE) Kohlenhydrate, 3 g Ballaststoffe, 6 g Eiweiß, 30 g Fett

30 ml / 2 EL Maisöl
1 große Zwiebel, gehackt
60 g Tomatenpüree
375 ml Wasser
1/4 TL Knoblauchsalz
Pfeffer
1 Prise gemischte Kräuter

Das Öl erhitzen und darin die Zwiebel weich, aber nicht zu braun rösten. Das Tomatenpüree, Wasser und die Kräuter einrühren. Salzen und pfeffern. Zum Kochen bringen und unter gelegentlichem Umrühren weitere 10 Minuten leicht kochen lassen.

BEGLEITSAUCEN

Sie sollten nur in kleinen Mengen verwendet werden, damit sie nicht in den täglichen Kalorien erfaßt werden müssen.

Tomatensauce II

100 ml kalorienarmes Tomatenketchup
1 EL gehackte Petersilie
5 g / 1 EL gehackte Kapern
1 Knoblauchzehe, zerdrückt

Alle Zutaten gut miteinander vermischen und vor dem Servieren eine Stunde ruhen lassen.

Joghurtsauce mit Mandarinen

300 ml Magerjoghurt
20 g / 2 EL Mandarinen aus der Dose, ohne Zuckerzusatz, gehackt
30 ml / 2 EL Mandarinensaft aus der Dose
1/2 TL geriebener Koriander
1/2 TL geriebener Kümmel
Salz und Pfeffer

Alle Zutaten gut miteinander vermischen und vor dem Servieren eine Stunde ruhen lassen.

Joghurt mit Knoblauch

300 ml Magerjoghurt
2 EL gehackte Petersilie
Salz und Pfeffer
1 Knoblauchzehe, zerdrückt

Alle Zutaten gut miteinander vermischen und vor dem Servieren eine Stunde ruhen lassen.

SALATSAUCEN

Sie sollten nur in kleinen Mengen verwendet werden, damit sie nicht in den täglichen Kalorien erfaßt werden müssen.

Französische Salatsauce

60 ml / 4 EL Wein- oder Estragonessig oder Zitronensaft oder eine Mischung von beiden
1/2 TL Salz oder Knoblauchsalz oder Selleriesalz
1/4 TL Pfeffer
1/2 TL Mostrich/Senf
60 ml / 4 EL Mais- oder Sonnenblumenöl
2 EL gehackte Kräuter (nach Belieben)

Alle Zutaten in einen Behälter mit Schraubverschluß füllen und gut schütteln. Im Kühlschrank aufbewahren. Vor Gebrauch wieder gut schütteln.

Tomatensalatsauce

75 ml zuckerfreien Tomatensaft
30 ml / 2 EL französische Salatsauce (wie oben)
1/4 TL Knoblauchsalz
1/4 TL Selleriesalz
2 TL Worcestersauce
1 große Prise Pfeffer

Alle Zutaten in einen Behälter mit Schraubverschluß füllen und gut schütteln. Im Kühlschrank aufbewahren. Vor Gebrauch wieder gut schütteln.

Zitronensalatsauce mit Schnittlauch

150 ml Magerjoghurt
1 EL gehackter Schnittlauch
5 ml / 1 TL Zitronensaft
1/2 TL Mostrich/Senf
Salz und Pfeffer

Alle Zutaten gut miteinander vermischen und vor Gebrauch 1/2 bis 1 Stunde kaltstellen.

Zitronensalatsauce mit Knoblauch
An Stelle des Schnittlauchs 1/4 TL Knoblauchsalz beimischen.

Salatsauce mit Joghurt und Tomaten

150 ml Magerjoghurt
75 ml / 5 EL zuckerfreien Tomatensaft
1/2 TL Worcestersauce
15 ml / 1 EL zuckerfreies Orangengetränk
Salz und Pfeffer

Alle Zutaten gut miteinander vermischen und vor Gebrauch 1/2 bis 1 Stunde kaltstellen.

ANHANG 1:

Liste der empfohlenen Nahrungsstoffe

Dieser Anhang ist in 3 Schrifttypen gedruckt: normal, **halbfett** und *kursiv*. Fettgedruckte Nahrungsstoffe sind ballaststoffreich; wählen Sie so viele wie möglich. Kursivgedruckte Nahrungsstoffe sind relativ hoch an Fettgehalt; wählen Sie so wenig wie möglich. Dieser Anhang enthält keine Nahrungsstoffe mit hohem Zuckergehalt, die unserer Meinung nach nur in Ausnahmefällen genommen werden sollten: z. B. wenn Sie krank sind. Wenn Sie diese benötigen, finden Sie Ihre Kalorien- und Kilojoules-Werte in Anhang 3. Für Nahrungsstoffe, die eine wünschenswerte Menge von Kohlenhydraten enthalten, sind mit einem Stern * in der betreffenden Rubrik gekennzeichnet, der anzeigt, daß die angegebene Menge ungefähr 10 g (1 BE) Kohlenhydrate enthält.

Alle Maßangaben in Eß- und Teelöffel sind vollgestrichen angegeben.

Nahrungsstoff	Gewicht	*1BE	kcal/kJ
ALKOHOLISCHE GETRÄNKE (siehe Seite 34)			
Bier	250 ml	*	90/380
Schnaps (70%)	30 ml		65/275
Sherry, trocken	75 ml		90/380
Vermouth, trocken	60 ml		70/295
Wein, trocken	120 ml		80/335

Nahrungsstoff	Gewicht	*1BE	kcal/kJ
BROT			
Vollkornbrot			
1 dünne Scheibe eines kleinen Laibes	25 g	*	55/230
1/2 mittlere Scheibe eines großen Laibes	25 g	*	55/230
1/2 Semmel	25 g	*	55/230
Knäckebrot alle Sorten (2)	15 g	*	60/250
EIER			
Gekocht oder pochiert (1 mittelgroßes)	60 g		90/380
FETTE			
Butter	15 g		110/460
Margarine	15 g		110/460
Pflanzliches Öl	15 g		135/570
FISCH			
Forelle, blau	60 g		80/335
Krabben, Hummer, Langusten, gekocht	60 g		75/315
Lachs, in der Dose	60 g		95/400
Makrele oder Hering, gegrillt	60 g		115/485
Muscheln	60 g		50/210
Sardinen (in der Dose, in Tomatensaft)	60 g		75/315
Sardinen, in Öl in der Dose, abgegossen	60 g		125/525
Shrimps	60 g		60/250

Nahrungsstoff	Gewicht	*1BE	kcal/kJ
Thunfisch, in der Dose, in Öl	60 g		175/735
Weißfisch, wie z. B. Dorsch, Schellfisch, Scholle, Seezunge	60 g		55/230
FLEISCH			
Corned Beef	60 g		125/525
Magerer Speck, gegrillt	60 g		175/735
Mageres Rindfleisch; Lamm; Schweinefleisch	60 g		150/630
Mageres Hühnerfleisch, Truthahn, gebraten, ohne Haut	60 g		140/590
Magerer Schinken	60 g		70/295
Nieren; Herz; Leber (gekocht)	60 g		100/420
Streichwurst	30 g		50/210
Würstchen, gegrillt	40 g	*	125/525
Zunge, gekocht	60 g		125/525
FRÜCHTE (siehe Anhang 2, für Sorten, die nach Belieben gegessen werden können)			
Äpfel; Orange (oder 2 Tangerinen); Birne, Pfirsich (1 mittelgroßer)	120 g	*	50/120
Banane, geschält (1 kleine)	50 g	*	40/170
Datteln, mit Steinen (2);		*	
Erdbeeren; Himbeeren	175 g	*	40/170
Feigen, getrocknet (1 große)	20 g	*	40/170
Fruchtsaft, ungesüßt (1 kleines Glas)	120 ml	*	40/170
Grapefruit	7 g		50/210
Kirschen, frisch, mit Steinen	100 g	*	40/170
Pflaumen, Aprikosen, frisch (3 große)	120 g	*	40/170
Rosinen; Sultaninen, Korinthen (1 EL)	15 g	*	40/170
FRÜHSTÜCKSSPEISEN			
All-Bran (4 EL)	25 g	*	70/295
Cornflakes oder andere zuckerfreie	15 g	*	55/230
Haferschleim, mit Wasser zubereitet (4 EL)	120 g	*	55/230
Weetabix (1)	15 g	*	50/210

Nahrungsstoff	Gewicht	*1BE	kcal/kJ
GEMÜSE (siehe Anhang 2 für Sorten, die nach Belieben gegessen werden können)			
Getrocknete **Bohnen,** gekocht, (2 EL)	50 g	*	50/210
Erbsen, in der Dose (3 EL)	75 g	*	60/250
Erbsen, getrocknet, gekocht (3 EL)	50 g	*	50/210
Kartoffeln, gekocht oder in der Schale im Rohr gebacken (1 kleiner)	50 g	*	45/190
Kartoffeln, gebraten (1 kleiner)	50 g	*	60/250
Maiskörner, gekocht; Linsen	50 g	*	55/230
GETREIDENAHRUNG			
Naturreis, oder weißer, gekocht; Vollkornmakkaroni, gekocht; weiße Nudeln, gekocht; *Vollkornspaghetti,* gekocht (3 EL)	40 g	*	50/210
Naturreis oder weißer Reis (Trockengewicht) (1 EL)	10 g	*	35/145
Vollkornmehl; alle Arten von Weizenmehl, Maismehl, **Hafermehl, Haferflocken** (1 EL)	15 g	*	55/230
KÄSE			
Cottagekäse	30 g		30/125
Danish blue	30 g		104/440
Edamer; Camembert	30 g		90/380
Emmentaler; Gruyere; Cheddar	30 g		120/505
Scheibenkäse	30 g		95/400
Streichkäse	30 g		90/380
MILCH			
Eiscreme (1 kleines Stück)	50 g	*	80/335
Haltbarmilch	200 ml	*	65/275
Kondensmilch (4 EL)	80 ml	*	125/525
Magerjoghurt (1 kleiner Becher)	150 g	*	80/335
Trockenmilch ohne pflanzliches Fett	20 g	*	70/295
Vollmilch	200 ml	*	130/545

Nahrungsstoff	Gewicht	*1BE	kcal/kJ
NÜSSE			
Erdnüsse, frisch oder geröstet	60 g		340/1430
Haselnüsse	60 g		230/995
Kastanien	30 g	*	50/210
Kokusnuß, frisch	60 g		210/880
Mandeln	60 g		335/1405
Walnüsse	60 g		310/1300
DIVERSES			
Gelatine	30 g		95/405
Ovomaltine	15 g	*	60/250
Tomatenketchup (4 EL)	20 g		20/85

ANHANG 2:

Liste der freien Nahrungsstoffe

Diese Nahrungsstoffe sind sehr kalorienarm und deshalb in jeder Diabetikerdiät frei gestattet.

Gemüse
Auberginen, Bambussprossen, Blumenkohl, Broccoli, Champignons, Chicoree, Chinakohl, grüne Bohnen, Gurken, Möhren/Karotten, Kohl, Kohlsprossen, Kraut, Kresse, Kürbis, Lauch, Paprikasckoten (grüne, rote), Petersilie, Pilze, Radieschen, Salat, Schnittlauch, Sellerie, Spargel, Spinat, Tomaten, Zucchini, Zwiebel.

Früchte
Brombeeren, Grapefruit, Johannisbeeren, Melonen, Preiselbeeren, Rhabarber, Stachelbeeren, Zitronen.

Getränke
Klare Suppen ohne Nudeln, schwarzer Kaffee/Tee, Tomatensaft, zuckerfreie Fruchtgetränke.

Diverses
Currypulver, eingelegte Gurken, Essig, Paprika, Kräuter und Gewürze, Worcestersauce.

ANHANG 3:

„Verbotene" Nahrungsstoffe

Die in diesem Anhang angeführten Nahrungsstoffe werden zum regelmäßigen Genuß für Diabetiker nicht empfohlen. Sie sind aus zwei Gründen hier angeführt: erstens, damit Sie die Kalorien zählen können, die Sie vor der Umstellung auf unsere ballaststoffreiche Diät zu sich genommen haben, und zweitens, damit Sie die Kalorien zählen können, die Sie in Ausnahmefällen, z. B. wenn Sie krank sind oder sich körperlich überanstrengen, aufnehmen.

Dieser Anhang ist durchaus nicht erschöpfend. Wenn Sie weitere Angaben über Nahrungsmittel benötigen, die hier nicht angeführt sind, raten wir Ihnen einen im Buchhandel erhältlichen Kalorienzähler zu kaufen.

	für 30 g kcal/kJ
Apfelkuchen	50/ 210
Apfelstrudel	105/ 440
Brot	
Weißbrot	65/ 275
Chutney	55/ 230
Eier	
gebraten	70/ 295
Omlette	60/ 250
Rührei	75/ 315
Fleischlaibchen, gebraten	100/ 420
Glucose	110/ 460
Honig	80/ 335
Joghurt mit Früchen	25/ 105
Kartoffelchips	75/ 315
Kekse	
schokoladeüberzogen	125/ 525
mit Cremefüllung	70/ 295
Kirschen, glacierte	60/ 250
Leberwurst	95/ 390
Limonade (30 ml)	5/ 20
Marmelade	75/ 315
Marzipan	125/ 525
Mayonnaise	215/ 905
Palatschinken/Pfannkuchen	90/ 380
Pudding	35/ 145
Salami	145/ 620
Speck (gebraten), durchzogen	130/ 545
Schokolade	
cremegefüllt	130/ 545
Milch	150/ 630
Mars (kleiner Riegel)	270/1135
Milky Way	130/ 545
Schweineschmalz	265/1115
Würstchen, gebraten	95/ 400

REGISTER DER REZEPTE

Die Seitenangaben in *Kursiv*schrift beziehen sich auf die Abbildungen.